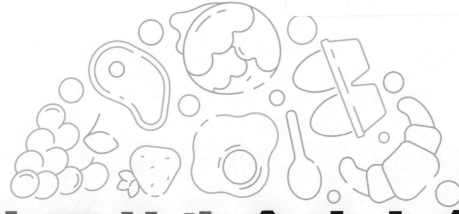

中医养生食疗大全

李素云 主编

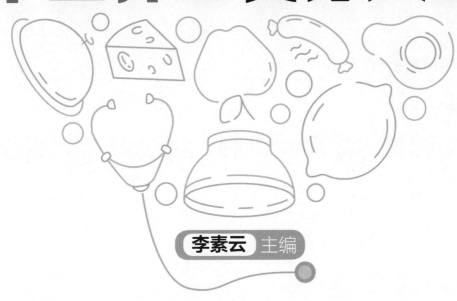

江苏凤凰科学技术出版社·南京

图书在版编目（CIP）数据

中医养生食疗大全 / 李素云主编 . — 南京：江苏凤凰科学技术出版社，2024.3（2024.8 重印）

ISBN 978-7-5713-4260-9

Ⅰ . ①中… Ⅱ . ①李… Ⅲ . ①养生（中医）②食物疗法 Ⅳ . ① R212 ② R247.1

中国国家版本馆 CIP 数据核字（2024）第 003392 号

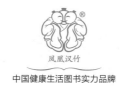

中国健康生活图书实力品牌

中医养生食疗大全

主　　　编	李素云
全 书 设 计	汉　竹
责 任 编 辑	刘玉锋　黄翠香
特 邀 编 辑	蒋静丽　石　秀　黄少泉
责 任 校 对	仲　敏
责 任 监 制	刘文洋

出 版 发 行	江苏凤凰科学技术出版社
出版社地址	南京市湖南路 1 号 A 楼，邮编：210009
出版社网址	http://www.pspress.cn
印　　　刷	苏州工业园区美柯乐制版印务有限责任公司

开　　　本	720 mm×1 000 mm　1/16
印　　　张	14
字　　　数	280 000
版　　　次	2024 年 3 月第 1 版
印　　　次	2024 年 8 月第 2 次印刷

标 准 书 号	ISBN 978-7-5713-4260-9
定　　　价	42.00 元

图书如有印装质量问题，可向我社印务部调换。

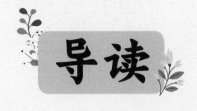

导读

　　中医素有"药食同源"的理论，而且食疗不仅可以防病，还可以强身健体，应该长期坚持。因此，食疗养生近年来越来越受到人们的关注。尤其是对于糖尿病、痛风等慢性病患者，食疗养生更加安全便捷，且无毒副作用。

　　本书从四季养生、五脏养生、八大体质养生等角度，讲述了如何用中医的方法调理身体，并且详细地介绍了消化系统、呼吸系统、内分泌系统、心脑血管系统、神经系统、骨科、五官科、儿科、妇产科、男科等多种疾病的食疗方。希望本书的内容让你和家人在日常饮食中实现防病与对症食疗，简单、方便，吃出健康好体质！

主　编	李素云
副主编	辛晓伟　康伟聪　孙利　杨贵荣　陈旸　路玲玲
编　委	张慧　贾颖　任雨薇　卢学敏　周宇欣　翟丽娜　舒心 刘晓倩　贺源　陈春霞

目 录

第一章 每个人都应该懂一些食疗知识

第三章 食疗养脏腑，吃出身体好状态

第五章　对症食疗，摆脱疾病的困扰

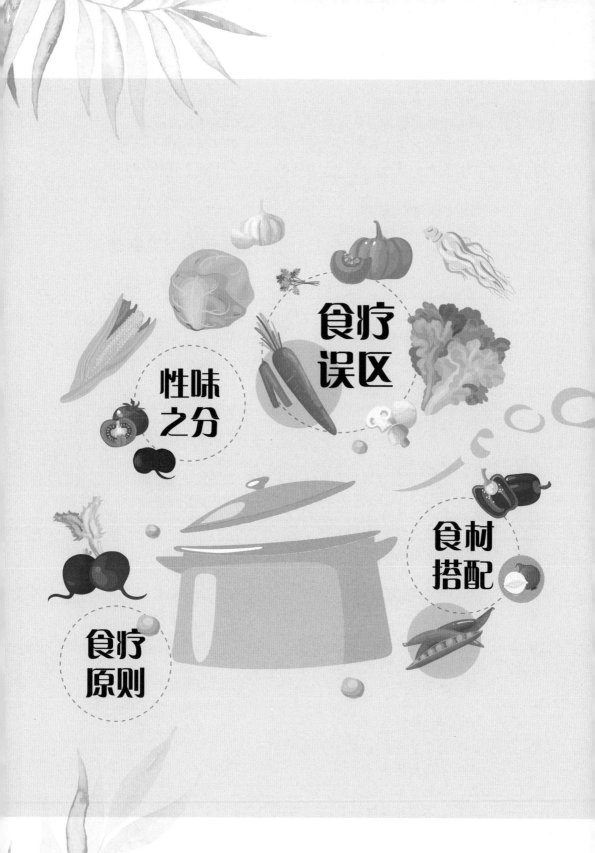

食疗
误区

性味
之分

食材
搭配

食疗
原则

第一章

每个人都应该
懂一些食疗知识

饮食对人的健康影响很大，吃对食物，人才能少生病。食疗是一种绿色的养生之道，但是很多人对中药和食物的属性与功效并不是很了解，对如何自制药膳更是无从下手。本章主要介绍食疗的基础知识：食材性味、食疗原则、食材搭配和一些食疗误区，以便让更多人了解食疗在日常养生、预防疾病中的重要作用，少打针、少吃药，吃出健康好体质。

食疗养生
为什么越来越受到人们关注

近年来，由于人们生活水平的大幅提高，在临床医学的基础上，医学逐步向预防医学和康复医学方向发展。食疗对疾病的治疗和体质的调理都有一定的作用，因此食疗和药膳越来越受到人们的重视，食疗养生也逐渐成为人们日常生活中的一部分。

食疗以中医为基础，是科学的饮食疗法

民以食为天，中医历来强调"药补不如食补"，并认为"是药三分毒"，因此历代医家和养生家都非常重视饮食保健，认为这是防病、健体的基础。《黄帝内经》中记载："五谷为养，五果为助，五畜为益，五菜为充，气味合而服之，以补精益气。此五者，有辛酸甘苦咸，各有所利，或散，或收，或缓，或急，或坚，或软，四时五藏，病随五味所宜也。"

食疗是以中医理论为指导，以临床经验为基础，根据食物性味、功效，通过合理调配烹制，以膳食方式达到预防疾病、改善亚健康状态和养生保健的一种方法。食疗主要包括两个方面的内容：一是如何将食物经过一定的烹饪加工，充分发挥其治病、保健作用；二是配以适当的药物，虽然用药，但以菜肴的形式进行治疗与保健。

中医向来重视饮食调养与健康长寿的辨证关系，食疗不是独立存在的，是以中医理论为基础的科学饮食方法。

食疗以中医"药食同源"理论为依托，食疗中的很多食物都有特定的功效。

五行学说在食疗中的应用

五行学说，在中医中主要是以五行的特性来分析研究机体的脏腑、经络等组织器官的五行属性等。在食疗中，五行学说指导着"四季五补"用膳原则。一年分春、夏、长夏、秋、冬，与五脏、五行相配：春，五脏属肝，配木；夏，五脏属心，配火；长夏，五脏属脾，配土；秋，五脏属肺，配金；冬，五脏属肾，配水。因而对药膳的施膳滋补方法是：春需要升补，宜补肝；夏需要清补，宜补心；长夏需要淡补，宜补脾；秋需要平补，宜补肺；冬需要滋补，宜补肾。

食疗能改善亚健康状态

亚健康状态是人在身体、心理和社会环境等方面表现出的不适应，介于健康与疾病之间的临界状态，在中医中属于"未病"范畴。通俗地讲，"亚健康状态"是指在医院检查不出毛病，又自我感觉身体不舒服的情况。亚健康状态是一种变化状态，有可能发展成为第二状态，即生病；也可通过调理恢复到第一状态，即健康。

处于亚健康状态的人，在一定时段内，表现为活力下降、功能和适应能力减退。如果对处于亚健康状态的人及时进行调整，就能帮助其身体状态恢复正常；如果任其发展，则会发展成疾病。

食疗是调整亚健康状态较好的方法。因为许多天然食物营养全面，无副作用，长期食用，可起到益气、养血、健脑、强身、抗衰老的作用，尤其适合调养各种虚证、损证。

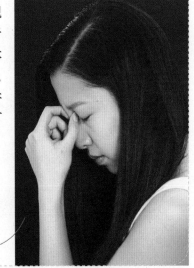

头晕、头疼等症状都可以通过食疗进行调理。

中医食疗养生可以调阴阳，防疾病

中医的精髓是辨证施治，其核心就是阴阳调和。阴阳是自然界的客观规律，是万物运动变化的本源。正常情况下，人体中的阴和阳之间保持着相对平衡状态，一旦由于某种原因阴阳平衡被打破，人就会生病。既然疾病是由阴阳失衡引起的，那么治疗疾病就应该围绕调整阴阳来进行，以恢复其平衡状态，也就是中医讲的"治病求本"。

食疗养生也是如此，在用食疗调养身体时首先要清楚食物的阴阳，可以按四性五味进行划分。性温、热的，味辛、甘的食物性质偏阳，性寒、凉的，味酸、咸、苦的食物性质偏阴。掌握了区分食物阴阳的方法，用食物调理的时候就能做到心中有数。比如，身体虚寒的人可以吃羊肉、桂圆等性质偏阳的食物来达到温阳祛寒的目的；热性体质的人可以吃苦瓜、百合等性质偏阴的食物来达到清热降火的目的。其次，通过烹调，可以调和菜肴的阴阳。烹调不外乎水火，用火把食物做熟，就可以给它增加阳性的特质，减弱它原有的阴性，这是烹调的基本作用。除了用火，做菜还会用到各种调料。实际上，这也是调和食物阴阳的手段。通过添加不同性质的调料，就可以改善食物的阴阳性质，使它们更适合不同的体质。

总而言之，食疗养生也是以阴阳为基础，通过各种方法使人体阴阳平衡，进而达到防病治病的目的。

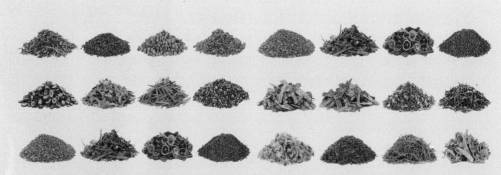

中医食疗根据食物的四性五味和功效来进行调理，从而使体内的阴阳达到平衡。

中药和食物的四性与五味

　　食疗养生是按药物和食物的性、味、功效进行选择、调配、组合，用药物、食物之偏性来矫正脏腑功能之偏，使体质恢复正常平和的养生方法。中医将药材和食物分成"四性""五味"。"四性"即寒、热、温、凉四种不同的性质，如食后能减轻体内热毒的食物属寒凉之性，食后能减轻或消除寒证的食物属温热性。"五味"为酸、苦、甘、辛、咸五种味道，分别对应人体五脏：酸对应肝，苦对应心，甘对应脾，辛对应肺，咸对应肾。

中药的四性

　　温性和热性中药一般都具有温里散寒的功效，适用于寒性病；寒性和凉性中药多具有清热、泻火、解毒的作用，适用于热性病。此外，还有性质平和的"平性"中药。

　　温热性质的中药包含了"温"和"热"两性，从属性上来讲，都是阳性的，如黄芪、五味子、当归、何首乌、大枣、桂圆、鹿茸、杜仲、肉桂等。温热性中药有抵御寒冷、温中补虚、暖胃的功效，可以减轻或消除寒证，适合体质偏寒，如手脚冰冷、喜欢热饮的人。

　　寒凉性质的中药包含了"寒"和"凉"两性，从属性上来讲，都是阴性的，如金银花、知母、黄连、黄芩、栀子、菊花、桑叶、板蓝根、蒲公英、鱼腥草、淡竹叶、马齿苋等。

　　寒凉性质的中药有清热、泻火、解暑、解毒的功效，能解除或减轻热证，适合体质偏热，如容易口渴、喜冷饮、怕热、小便黄、易便秘的人。人在夏季会经常食用，如金银花可治热毒疔疮；西瓜可解口渴、利尿等。

　　平性的中药介于寒凉和温热性中药之间，具有开胃健脾、强壮补虚的功效，如党参、太子参、灵芝、蜂蜜、甘草、白芍、玉竹、郁金、茯苓等。各种体质的人都适合食用。

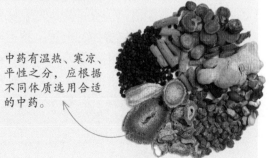

中药有温热、寒凉、平性之分，应根据不同体质选用合适的中药。

食物的四性

食物和药物一样，其四性皆为寒、热、温、凉四种。凉性和寒性，温性和热性，在作用上有一些相同，只是在作用大小方面稍有差别。此外，有些食材其性质平和，称为平性。

温热食物：温热性的食物多具有温补散寒、壮阳暖胃的作用，适宜寒证或阳气不足的人食用。常见的温热食物有生姜、葱白、大蒜、南瓜、荔枝、板栗、大枣、羊肉、鳝鱼、鲢鱼、虾等。

寒凉食物：寒凉性的食物具有清热泻火、滋阴生津的作用，适宜热证或阳气旺盛者食用。常见的寒凉食物有西瓜、梨、甘蔗、木瓜、绿豆、白萝卜、莲藕、芹菜、冬瓜、黄瓜、苦瓜、丝瓜、鸭肉等。

平性食物：平性食物大多具有营养保健的作用，适宜日常营养保健或者大病初愈后补充营养。常见的平性食物有大米、花生、大豆、胡萝卜、白菜、玉米、红薯、猪肉、鸡蛋、牛奶等。

中药的五味

"五味"一般是指药物和食物的真实滋味，即辛、甘、酸、苦、咸。除此之外，其实还有淡味、涩味。由于长期以来将涩附于酸，淡附于甘，以合五行配属关系，故称"五味"。

酸味中药能收敛固涩、帮助消化、改善腹泻，如乌梅、五倍子、五味子、山茱萸等。但多食易伤筋骨，感冒者勿食。

苦味中药能清热泻火、降火气、解毒、除烦、通泻大便，还能治疗咳喘、呕恶等，如黄连、大黄、枇杷叶、黄芩、厚朴、白芍、青果等。但多食易导致消化不良、干咳等，体寒者不宜多食。

甘味中药能滋补、和中、缓急，如人参、甘草、黄芪、山药、薏苡仁、熟地黄等。但多食易发胖、伤齿、上腹胀闷，糖尿病患者应少食。

山药味甘、性平，具有健脾、补肺、固肾、益精的功效。

辛味中药能发散风寒、行气活血，一般用于治疗感冒发热、头痛身重等风寒表证，如薄荷、木香、川芎、小茴香、紫苏、白芷、肉桂等。但此类中药辛散热燥，食用过多易耗费体力，损伤津液，从而导致便秘、火气过大、痔疮等，阴虚火旺者忌用。

咸味中药能泻下通便、软坚散结、消肿，一般用于大便干结等，如芒硝、鳖甲、牡蛎、龙骨等。多食易致血压升高、血液凝滞，心脑血管疾病、脑卒中患者忌食。

食物的五味

《黄帝内经》指出：谨和五味，骨正筋柔，气血以流，腠理以密，如是则骨气以精。谨道如法，长有天命。说明五味调和得当是身体健康、延年益寿的重要条件。

酸味食物有收敛、固涩的作用，可用于缓解小便频多、滑精、咳嗽经久不止及各种出血病。但酸味容易敛邪，如感冒出汗、咳嗽初起应慎食。常见的酸味食物有醋、番茄、橄榄、山楂等。

苦味食物有清热、泻火、燥湿、解毒的作用，用于缓解热证、湿证。但过量食用易引起腹泻，脾胃虚弱者应慎食。常见的苦味食物有苦瓜、百合、苦菜、茶叶等。

甘即甜，甘味食物有补益、和中、缓和拘急的作用，可用于缓解虚证。但过量食用会导致气滞、血压升高。常见的甘味食物有红糖、白糖、胡萝卜、牛奶、猪肉、牛肉、燕窝等。

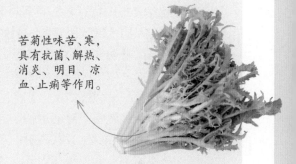

苦菊性味苦、寒，具有抗菌、解热、消炎、明目、凉血、止痢等作用。

辛即辣，辛味食物有发散、行气、活血等作用，可用于缓解感冒表证及寒凝疼痛等症。但过多食用辛辣食物易伤津液，导致积热上火。常用的辛味食物有姜、葱、辣椒、芹菜、韭菜、酒等。

咸味食物有软坚、散结、泻下、补益阴血的作用，可用于缓解痰核、痞块、热结便秘、血虚等病症。但过量食用会导致血行不畅。常见的咸味食物有盐、猪心、紫菜、海带等。

食疗遵循的四大原则

药物是祛病救疾的，见效快，重在治病，但大部分中药汤剂味道都比较苦涩，而加入了食材的药膳，多以养生防病为目的，见效虽慢，但胜在味道更容易被接受。药膳重在"养"与"防"，因此在保健、养生、康复中有很重要的地位，但不能完全代替药物，也不能乱用、滥用，在应用时须遵循一定的原则。

辨证用膳

辨证论治是中医特点之一，不同于一般的"对症治疗"，也不同于现代医学的"辨病治疗"，而是以证为基础的普遍应用的一种诊治方法。药膳在治疗、补益方面，以中医理论作为依据，根据不同人的体质、症状、健康等情况，在药膳的施法应用上也有所区别，这就叫"辨证用膳"。

从中医的角度来看，辨证选用药膳是合理使用药膳的基本原则。就药膳与病证性质而言，当采用寒者热之、热者寒之、虚者补之、实者泻之的总原则，结合脏腑辨证的特点，选择相应的药物和食材配制药膳。

虚证即正气不足，可分为气虚、血虚、阴虚、阳虚四大类型。气虚的人宜多选用补脾益气的食材和药材，如母鸡、莲子、大枣、西洋参等；血虚的人宜多选用补养心血的食材和药材，如乌骨鸡、猪肝、当归、阿胶等；阴虚的人宜多选用滋养肺阴、心阴的食材和药材，如梨、冰糖、枸杞子、麦冬、沙参、玉竹等；阳虚的人宜多选用温振心阳、温补脾阳、温肾壮阳的食材和药材，如桑葚、葡萄、桂枝、甘草、干姜、白术、附子、肉桂等。

因人用膳

人的年龄不同，其生理状况有明显的差异。人体的结构、功能和代谢随着年龄增长而改变，选择药膳养生也应区别对待。

婴幼儿体质娇嫩，药膳选料不宜大寒大热；少年儿童的生理特点是生机旺盛、脏腑娇嫩，药膳选料应少温补，注意多样化、富有营养、易于消化，尤其应注意呵护脾胃，以补后天之本；中年人脏腑功能旺盛，各器官组织都处于鼎盛时期，通过补养不但能使身体强壮，也可预防早衰，药膳选料宜注重补肾、健脾、疏肝；老年人多肝肾不足，用药不宜温燥；孕妇恐动胎气，不宜用活血滑利之品。

因时用膳

中医认为，人与日月相应，人的脏腑气血的运行和自然界的气候变化密切相关。中医讲究"用寒远寒，用热远热"。意思就是在采用性质寒凉的药物时，应避开寒冷的冬天，而采用性质温热的药物时，应避开炎热的夏天。这一观点同样适用于药膳。

四季气候变化，对人体生理活动、病理变化均产生一定的影响，在组方施膳时必须注意。如长夏阳热下降，水气上腾，湿气充斥，为一年之中湿气较盛的季节，故在此季节中，感受湿邪者较多。湿为阴邪，其性趋下，重浊黏滞，容易阻遏气机，损伤阳气，药膳选用解暑汤为宜。

冬天气温较低，或由于气温骤降，人们不注意防寒保暖，就易感受寒邪，容易损伤旧气。所谓"阴盛则阳病"就是阴寒偏盛，阳气损伤，或失去正常的温煦、气化作用，故出现一系列功能减退的症候，如恶寒、肢体欠温、脘腹冷痛等，药膳选用羊肉羹为宜。

因地而异

不同地区，气候条件、生活习惯均有一定差异，人体生理活动和病理变化也会不同。有的地方气候潮湿，当地的人们饮食多温燥辛辣；有的地方天气寒冷，当地的人们饮食多热而滋补。在制作药膳时也应遵循同样的道理。例如，同是温里回阳药膳，在西北严寒地区，药量宜重；而在东南温热地区，药量就宜轻。

季节不同，食疗选材也不一样，应根据四季变化顺时养生。

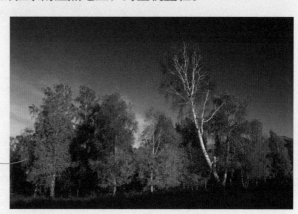

食材如何搭配

人的体质可能因为遗传、生活环境、饮食、生活习惯等因素的不同而有所不同，不同的体质在生理、病理上会有不同的表现。随着中医养生潮流的兴起，越来越多的人已经懂得"吃"的重要性，也开始注重从饮食方面入手来改善体质，从而达到养生的目的。在进行食疗养生时，在理念上应讲究"辨体施食，对症下药"。

粗细搭配

所谓粗细搭配，是指人们在每天的饮食中，既要吃一些粗粮，也要吃一些细粮。粗粮一般是指玉米面、小米、糙米、绿豆、荞麦面等，细粮一般是指经过精加工的大米、面粉等。粗粮和细粮搭配既能提高食物蛋白质利用率，又可增进食欲，经常进食少量粗粮，还能提高消化系统的功能。

细粮经过加工，损失了较多的营养物质，搭配粗粮，可弥补损失了的营养物质。例如，小麦加工成面粉后，会损失大部分维生素 B_1、维生素 B_2、钙、铁等营养物质。食用面粉时，同时搭配一些玉米面、杂豆面等，就可增加缺失的营养物质，还可增加膳食纤维的摄入。

干稀搭配

单吃过干的食物，如米饭、馒头，或单喝稀汤，都不符合营养要求，只有干稀搭配，才能营养更均衡。除了饮水，人们每天还需从食物中摄取大量水分。夏季天热，排汗量多，干稀搭配吃，既有利于消化吸收、增加饱腹感，又能补充水分，保护胃、肠道功能。

例如，肉类食物吃得多时，可以搭配粥、汤、羹等较稀、水分较多的食物；早晚饮食可以选择粥类、汤类等搭配馒头、饼一起吃。

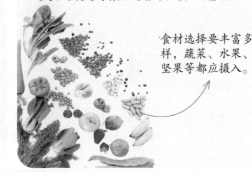

食材选择要丰富多样，蔬菜、水果、坚果等都应摄入。

荤素搭配

素食主要是指谷物、豆类、蔬菜等植物性食物，荤食主要指动物性食物。单纯的荤食可能会导致膳食纤维和抗氧化物摄入不足，而缺乏肉制品的纯素饮食容易造成蛋白质等营养素缺乏、精力下降。肉类可以搭配绿叶蔬菜，或其他多种颜色的新鲜水果和蔬菜，以及不同种类的菌类、藻类一起食用。

荤素搭配并且以素为主，不仅可获得丰富的维生素和矿物质，还能提高蛋白质利用率，满足人体对多种营养物质的需要。从现代科学的观点来看，纯素饮食并不科学，吃素对人体并无益处。

寒热搭配

寒性食物多有清热、泻火、解毒等功效，如绿豆、荞麦、冬瓜、苦瓜、莲藕、海带等；热性食物有散寒、温经、通络等作用，如牛羊肉、桂圆、辣椒等。夏季容易食欲不振，此时可以选择搭配富含矿物质和维生素的寒性食物补充营养，促进食欲。

例如，吃火锅时，适当多吃白萝卜、生菜等寒性食物；吃牛羊肉后喝一碗酸梅汤会更舒服。另外，热性的肉类可采用蒸、煮、焖、炖等烹调方式，少用油炸，或者油炸时选择寒性的水产品或鸭肉来代替或中和。

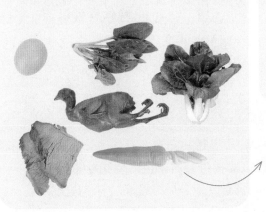

荤素搭配应以素为主。

食疗的误区要避开

很多人平时会使用中医食疗的方法去预防或者调理某些疾病，把身体尽快调整到健康状态。不过中医食疗是有很多方面需要注意的，希望大家不要陷入以下这些误区。

误区 1: 补充营养就是食疗

不少人认为补充营养就是食疗，其实这句话不完全正确，多吃营养高的食物不一定就是食疗。此外，一些食物并不具有养生功效，不能发挥"食疗"的作用。

中医食疗是利用药食同源的食物，根据食物的"气"对人体进行调养，用以促进病体康复，也可预防疾病的发生。中医食疗，讲究顺应四时，吃应季的食物，用食物的寒、热来调理身体的阴阳，达到阴阳平衡的目的。

中医食疗讲究辨证施治，辨体论治，不同的疾病和体质需要不同的调理方法，并不是一味地强调补充营养。如果一个身体比较虚的人吃一些高营养的食物，如鸡蛋、牛奶、鸡肉、牛肉等，可以帮助身体提升正气，更快地恢复健康。但是，对于实证者，如积食或者火旺的人，再食用这些高营养的食物，只会适得其反，甚至会导致疾病更加严重。所以在调理身体时，一定要学会分辨自己的体质和疾病类型，掌握食疗原则，才能更好地发挥食疗的作用。

误区 2: 食疗无毒无害，多多益善

如果一种食物吃几天就让血脂、血压明显变化，这种食物能长年累月吃吗？那些所谓"药食两用"的食物之所以有治疗效果，是因为其中含有药效成分。无论是食物还是药物，只要其中的药效成分达到一定水平，就会有一定副作用。因此，进补并非多多益善，越是效果明显的食物，越要小心对待，不能过量服食。尤其是老年人，器官功能减退，机体代谢水平下降，无病进补，不分虚实，反而会加重身体负担，不利于身体健康。

误区 3: 食疗不用医生开方子

中医是要辨别体质之后才能对症下药，药物配伍也要非常仔细地调和寒热，绝不可能所有人都采用同一类方子。所以需要进补时，也需要找专业的医生开药方。就算是简单的日常食疗方最好也要征求专业人员的建议，不能随便服食。

误区 4：生病了什么都要忌口

患病需要忌口，如感冒患者应以清淡饮食为主，肝癌患者要忌食油炸食品和酒等。但忌口要讲究科学，不能忌得太过，否则反而会影响病体康复。比如慢性肾脏病患者，需以低蛋白清淡饮食为主，不能大补。但这并不意味着什么高蛋白食物都不能吃，有些人因为忌得太过，到最后营养不良，反而给治疗和康复带来很大障碍。

此外，服药后需忌口，要了解哪些食物会增强或降低药物功效。例如，患者正在服用健脾和胃、温中益气的中药，却又摄取一些凉性滑肠的食物，这样就削弱了药物的作用，起不到预期的进补和调理效果。

所以应该注意食物与药物的禁忌关系，做到正确忌口和科学进补，比如服含荆芥的汤剂后应忌鱼、蟹；服用含白术的汤剂后要忌桃、李、大蒜；服含茯苓的汤剂要忌蜂蜜等。

误区 5：中医养生与年轻人无关

对于现在的年轻人来说，总觉得自己年轻力壮，身体各方面指标都很正常，中医养生离自己还很远。其实，这种观点是错误的，中医养生并非只是老年人的事。

中医养生指的是通过各种方法颐养生命、增强体质、预防疾病，从而达到延年益寿的一种方法，适合于各个年龄段的人。年轻人生活压力大，更应该注意保养自己的身体，不要等到年龄大了，疾病缠身了，才想起来保养，那就为时已晚了。如果老年人养生是"亡羊补牢"的话，年轻人养生就是"筑牢根基"。因此，年轻人更应该注重养生，提高身体素质，等到老了才不容易生病。

年轻人也应该学会养生，增强体质，为身体打下一个良好的基础。

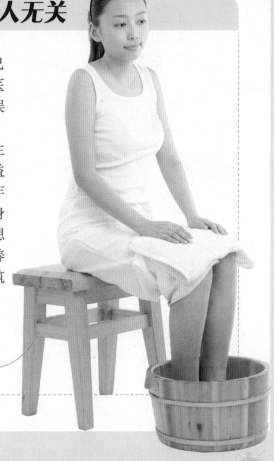

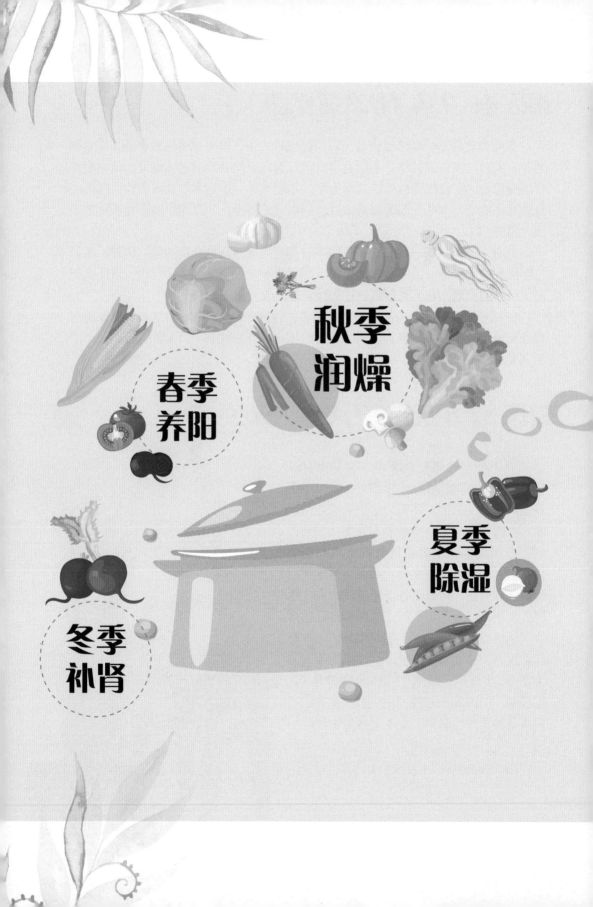

秋季
润燥

春季
养阳

夏季
除湿

冬季
补肾

第二章

顺应季节的变化，应时养生

四季的变化对人体有着重要影响，春生、夏长、秋收、冬藏，每个季节的特点不同，养生的重点也要跟着变化，如春季养阳，夏季除湿，秋季滋阴，冬季温补。相应地，五脏的保养也应顺应四时的变化。明代医学家张景岳说："春应肝而养生，夏应心而养长，长夏应脾而养化，秋应肺而养收，冬应肾而养藏。"人体五脏的生理活动，必须顺应季节的变化才能与环境保持协调平衡。所以，顺应四时养生，达到天人合一，做到阴阳平衡，更有助于身体和谐无恙。

春季阳气升发，宜养肝护肝

"春主生"，天气由寒转暖，此时柳丝吐绿，春花萌芽，自然界阳气开始升发，人体阳气也顺应自然，向上、向外升发。因此，春季养生要注意保护体内的阳气，应遵循养阳防风的原则。春季做好养生保健，可以为一年的健康打下良好的基础。

春季饮食重在养肝护肝

根据中医理论，春天在五行中属木，而人体的五脏之中肝也属木，因而有"春气通肝"的说法。春天万物复苏，肝气旺盛而升发，此时正是养护肝脏之时。因此，春季饮食以养肝护肝为重点。

▼ 多吃温补食物，少吃寒凉食物

春季应适当吃些温补阳气的食物，如大葱、生姜、大蒜、韭菜等。研究表明，大蒜不仅有很强的杀菌作用，还能促进新陈代谢，增进食欲，预防动脉硬化和高血压，甚至还有补脑的作用。春季饮食中，应少吃性寒凉的食物，如黄瓜、茭白、生莲藕等，以免阻碍阳气升发。

▼ 多吃甜味食物，少食酸味食物

春天肝功能旺盛，如果再多吃酸味食物，肝气更加旺盛，会导致脾胃的消化、吸收功能下降，影响健康。因此春天要少吃酸味食物，以防肝气过盛。

春季宜吃甜味食物，以健脾胃之气，如大枣、红糖、胡萝卜、山药等。大枣可以滋养血脉、强健脾胃，胡萝卜可养肝明目，山药可健脾益气、补肾固精，这些都是春季饮食的佳品。

▼ 多喝粥、多吃高蛋白食物

在早餐或晚餐中进食一些温肾壮阳、健脾和胃、益气养血的保健粥，如鸡肝粥、猪肝粥等，可以养肝护肝、温补阳气。春季回暖，病毒、细菌等开始滋生，所以在饮食中可多摄入一些高蛋白食物，如鸡蛋、鱼类、牛肉、鸡肉和豆制品等，以增强抵抗力，预防传染病。

春季常吃的野菜有荠菜、马齿苋、榆钱等，可凉拌、清炒、煮汤等。

▼ 春季药膳养生原则

春季养生一般应以补益为主，合理选用益气、养血、养阳的药膳。通常北方可选用人参、熟地黄、当归、黄芪等；南方适宜选用党参、白术等。天气明显转暖后，则可进食滋阴之品，如玉竹、生地黄、沙参等。

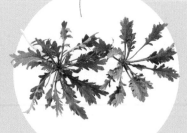

春季生活起居要规律

春季，人们不仅应从饮食的角度关注养生，还应重视休息，在生活中多加注意，从而增强身体免疫力。

▽ 早睡早起

春季，晚上不要睡得太迟，早上要早起，养成早睡早起的习惯，以适应自然界的生发之气。刚起床后思维比较迟钝，可以去户外散步，使思维活跃起来。

▽ 春季应注意保暖

春天气候变化较大，不要骤减衣服，否则一旦寒气袭来，会使血管收缩，血流阻力增大，影响机体功能，引发各种疾病。所以要保持"春捂"，衣服可以逐渐递减，衣着宜"下厚上薄"，体质虚弱的人要特别注意背部的保暖。

▽ 防春困

春困不是疾病，而是一种因季节变化出现的正常生理现象。但是春困往往会影响学习和工作效率。养成有规律的生活起居习惯，使机体逐渐适应春季的气候，是消解春困的关键之一。

首先，要保证睡眠充足，提高夜间睡眠质量，不熬夜，早睡早起精神好。睡懒觉反而会养成惰性，使人越睡越懒。一般来说，成年人每天睡8小时，中学生8~9小时，小学生9~10小时。其次，加强锻炼。体育锻炼能加快大脑的反应速度，有效防止春困。慢跑、快走等有氧运动，可促使大脑清醒。

经常按揉太阳穴有益于缓解春困。

春季适宜多运动

春季春暖花开，可以多做一些户外运动，如散步、慢跑、打太极拳、钓鱼、放风筝等。室外空气中有丰富的负氧离子，是促进骨骼生长的好养料，对预防儿童佝偻病和中老年人骨质疏松都十分有益。

▼ 晨起伸懒腰

经过一夜睡眠后，人体疲软懈怠，气血周流缓慢，因而人在初醒之时总觉得懒散而无力。若四肢舒展，伸腰展腹，全身肌肉用力，并配以深吸深呼，则有吐故纳新、行气活血、通畅经络关节、振奋精气神的作用，可以解疲乏、醒神、增气力、活肢节。所以提倡春季早起多伸伸懒腰。

▼ 踏青郊游

冬季，体温调节中枢和内脏器官的功能有不同程度的下降。经过一个冬季的静养，肌肉和韧带长时间活动不足，更是萎缩不展，收缩无力。此时外出踏青赏景，既能锻炼身体，又能陶冶情操。特别是春天的郊野，空气清新，环境优美，心情自然也舒畅起来。

▼ 放风筝

春季放风筝是集休闲、娱乐和锻炼为一体的养生方式。风筝放飞时，人不停地跑动、牵线，通过手眼的配合和四肢的活动，可达到疏通经络、调和气血、强身健体的目的，而且，眼睛远眺、看风筝高飞还可以缓解眼部疲劳。放风筝应尽量选择平坦、空旷的场地，不要选择湖泊、河边以及人多、有高压线的地方，以免发生意外。

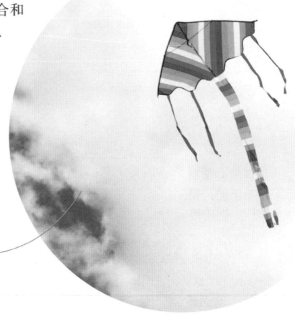

放风筝时可以戴上一副手套，以免被风筝线划伤手。

春季防病抗病

春季是一些传染性疾病的高发季节，尤其是流行性感冒，要采取一些预防措施。同时，对于过敏体质的人来说，还应预防花粉过敏。

⊙ 预防流行性感冒

首先，坚持开窗通风。天气好时，要经常打开窗户通风换气，保持室内空气流通。睡觉时，可打开一点窗户，不要开得太大，防止晚上寒气大量入侵。其次，如果去公共场所，如医院、学校等人比较多的地方，可戴上口罩，以预防疾病的传播。最后，在饮食上尽量少吃肥甘厚味，比如油炸食物，多吃一些有助于防治呼吸道感染的食物，如胡萝卜、大蒜等。

⊙ 预防花粉过敏

春天鲜花盛开，一些花粉过敏者要注意以下事项。首先，远离过敏原。花粉过敏者尽量不要到植物园等花草树木繁茂的地方游玩，不要在植物开花播粉的季节外出踏青。其次，出门时戴上口罩，防止吸入花粉引起过敏。最后，过敏体质者可在花粉期到来前数周，在医生指导下服用预防花粉过敏的药物，补充大剂量维生素 D，改善机体维生素 D 的营养水平。如果过敏发作，就要及时去医院进行治疗。

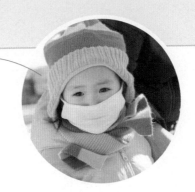

过敏体质者出门时要戴上口罩，防止花粉过敏。

春季宜保持心情愉悦

春天应保持心情愉悦、开朗。春季的天气本来就变化无常，人很容易心烦气躁，所以遇事千万不要焦躁，要保持一份平常心。利用空闲时间多锻炼，多参加文体活动来调养精神，修身养性，陶冶情操，排除忧郁，制怒养肝，从根源上解决问题。

春天肝气的升发，会使人的情绪变化起伏大。如果不学会自我调控和驾驭情绪，导致肝气郁结，则会生出许多疾病。肝在志为怒，大怒导致肝气上逆，血随气逆而见面红目赤、头胀头痛，严重者可见呕血或昏厥等。所以，春季养肝要减少与他人不愉快的纷争，尽量避免过于激动而影响肝脏。要保持乐观的心态，可以多培养一些兴趣爱好，对春季养肝颇有裨益。

春季养生食疗方

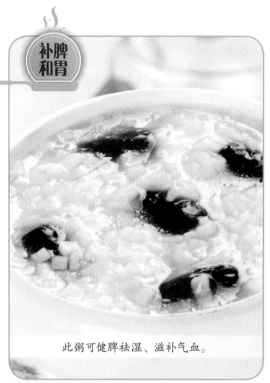

此粥可健脾祛湿、滋补气血。

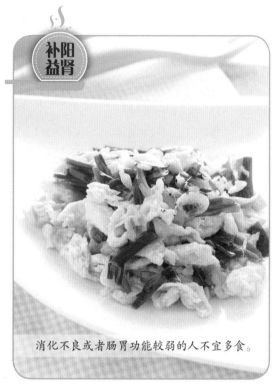

消化不良或者肠胃功能较弱的人不宜多食。

生姜大枣糯米粥

食疗功效
- 温中散寒
- 化痰行水
- 益气调营
- 补脾和胃

生姜9克,糯米150克,大枣5颗。把生姜洗净,切碎,与糯米、大枣同煮成粥。

虾皮韭菜炒鸡蛋

食疗功效
- 益肾补阳
- 养肝健脾
- 补血补气
- 养心安神

韭菜150克,虾皮50克,鸡蛋4个,油、盐各适量。韭菜择洗干净、切小段,虾皮用温水洗净;鸡蛋磕入碗中打散,搅拌均匀。炒锅烧热倒油,倒入鸡蛋液炒至结块,放入虾皮翻炒几下,再放入韭菜段炒至断生,最后加盐调味,炒匀即可。

春天天气多变，容易着凉、腹泻，常吃山药能够增强肠胃消化能力，起到利湿止泻的作用。

补肝养血

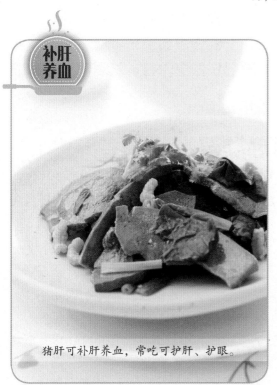

猪肝可补肝养血，常吃可护肝、护眼。

养心益胃

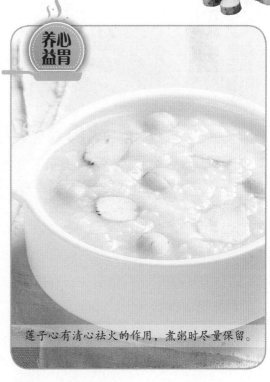

莲子心有清心祛火的作用，煮粥时尽量保留。

猪肝拌菠菜

食疗功效
- 养阳益气
- 补肝养血、明目
- 预防贫血
- 促进生长发育

　　猪肝 200 克，菠菜 300 克，海米、葱、生姜、花椒、八角、料酒、盐、大蒜、香菜叶各适量。将猪肝凉水下锅，放入葱、生姜、花椒、八角，倒入料酒，大火烧开，放入盐，中火煮 20 分钟后关火；菠菜洗净、切段，用开水焯烫后捞出，沥干水分；海米泡发；葱切细丝，生姜切末，大蒜切碎；猪肝切片，同菠菜、海米放入盘中拌匀，最后撒上香菜叶即可。

莲子山药粥

食疗功效
- 健脾益胃、助消化
- 强心安神
- 增强免疫力
- 延年益寿

　　莲子、大米各 50 克，山药 30 克，白醋、冰糖各适量。山药去皮，泡在滴有白醋的水中，以免氧化发黑；莲子洗净；大米用清水冲净沥干。所有材料放入锅中，加入清水，熬煮成粥，最后放入冰糖搅拌至溶化即可。

夏季潮热，宜养心健脾

"夏主长"，夏季阳气较盛，气候炎热而生机旺盛。《黄帝内经》曰："夏三月，此谓蕃秀。天地气交，万物华实。"此时是新陈代谢旺盛的时期，阳气外发，伏阴在内，气血运行亦相应地旺盛起来，活跃于机体表面。夏季天气炎热，多雨潮湿，所以养生的基本原则是盛夏防暑，长夏除湿，同时还要注意养心。

夏季饮食重在养心除湿

夏季，炎热的天气使人的体温调节、水盐代谢等发生变化。这些变化使身体里的营养物质被大量消耗，所以饮食应以补充营养、降温防暑为原则。

▽ 注意养心

心是人体生命活动的主宰，其他脏腑都是在心的统一调控下进行分工合作的。中医认为，"心与夏气相通应"，心的阳气在夏季较为旺盛，所以夏季应注意养心。应保持心情舒畅，多听音乐，适当散步，保证良好的睡眠。

▽ 多吃清热利湿的食物

夏季要补充足够的蛋白质、维生素、矿物质和水分，还需多吃一些清热利湿的食物。其中，清热的食物宜在盛夏时吃，而利湿的食物应在长夏时吃。西瓜、黄瓜、苦瓜、丝瓜、芹菜、番茄、绿豆、乌梅、草莓和豆腐等寒凉食物都是夏季不错的选择。

▽ 饮食以清淡为主，适当补充盐分

夏季，人的消化功能减弱，食欲不振，最好选择清淡少油、易消化的食物。另外，由于大量出汗，盐分流失过快，因此夏季的汤羹可以略微多加一点盐，还可以在大量出汗后饮用淡盐水，以补充盐分，满足身体需求。

绿豆可清热消暑，适合在夏季食用。

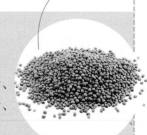

▽ 夏季药膳养生原则

夏季制作药膳应选择清热解暑、利尿祛湿的中药，如藿香、半夏、紫苏、竹叶心、莲子心、桑叶等均可缓解暑热所致的心烦虚汗、疲惫乏力、食欲不振等症状。竹叶、荷叶、薄荷、白菊花、决明子、金银花、板蓝根、鱼腥草等也是适宜夏季养生的药材。

夏季生活起居要注意

夏天，阳气下济，地热上蒸，天地之气充分交合，是自然界万物生长茂盛的季节。但夏季也是"消耗"的季节，此时不注意起居，秋冬季节体质就会下降，抗病能力减弱，从而影响全年的健康状况。

⚫ 适当午睡

夏季昼长夜短，晚睡早起导致睡眠相对不足。正午时分温度较高，人们常感到精神不振，此时，可选择午睡以消除疲劳。午睡的时间大约在下午1点，睡眠持续时间尽量在1小时以内。饭后不要立即躺卧，不要在有穿堂风的地方或电风扇、空调直吹的地方睡卧，也不要伏在桌子上睡。

⚫ 夜晚不要露宿

有的人喜欢在盛夏时节露宿室外，若气温突然下降，再遇冷风、露水，容易导致头痛、腹痛、腹泻、消化不良，还会引起关节不适。夜晚露宿还易被蚊虫叮咬，可能染上疾病。所以最好不要夜晚露宿。

⚫ 注意防晒

夏季紫外线强烈，应注意防晒，以免晒伤皮肤。白天天气炎热，尽量待在室内。如果需要外出，应做好防晒措施，如涂防晒霜、穿防晒衣或打太阳伞。

⚫ 吹空调或风扇时要多加注意

天气炎热，大多数人会选择开空调或吹风扇来降温。但是要注意以下几点：首先，开空调或吹风扇时间不宜太长，不要一整天都待在空调房里，要适当开窗透气；其次，空调温度不宜过低，时间长了容易受凉；最后，不要对着空调直吹，特别是从户外进入室内，大汗淋漓时，更不宜对着空调直吹，容易感冒、受风受凉。

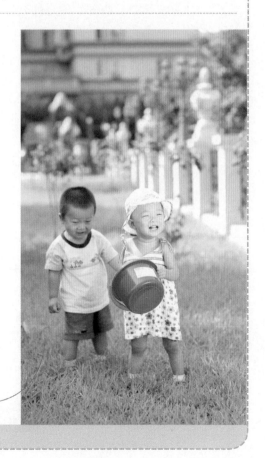

夏季出门可涂防晒霜、戴太阳帽或打太阳伞来防晒。

夏季游泳养生

暑热的天气容易使人烦躁，所以要注意养性，避免心急燥热。通过运动发汗等方式把体内的郁闷宣泄出去，使身体顺应夏季宣发生长的状态。而游泳是夏季较为适宜的运动方式，既能锻炼身体，又能祛暑养生。游泳可增强人的呼吸系统功能，增加肺活量，经常游泳可增加大脑皮层的兴奋性，还能改善心血管和脑血管系统功能。忙碌过后到水中小游片刻，会感到疲劳缓解，精神振奋。游泳时应注意以下几点。

▼ 做好准备活动

游泳应在饭后1小时进行。刚用餐完毕就游泳，水的压力作用于胃部，可引起疼痛和呕吐。游泳前应充分做好准备活动，以免抽筋和感冒。下水时不要跳水，先在水浅的地方用水轻轻拍打脸部、上肢、胸部、腹部，使身体充分适应水温，然后再到水深的地方游泳。

▼ 室外游泳须防晒

如果是在室外游泳，防晒用品是必不可少的，要选择防晒系数较高的防水护肤品。无论男女，都需要涂抹防晒以保护皮肤免受紫外线伤害。涂抹防晒霜时，一定要涂抹均匀，如果被水冲掉了，还要补擦。应避免长时间在烈日下游泳，长时间暴晒会产生晒斑或引起日光性皮炎。

▼ 注意泳后卫生

游泳后，应立即用软质干毛巾擦去身上的水，滴上氯霉素或利福平，擤出鼻腔分泌物。如果耳部进水，可采用"同侧跳"将水排出。之后再做几节放松体操及肢体按摩小憩15~20分钟，以避免肌肉僵化和疲劳。最后用温水彻底冲洗身体。

▼ 不宜游泳的人

内脏有疾患者，女性经期、上节育环、结扎输卵管、人工流产、分娩后，慢性化脓性中耳炎患者，某些皮肤病患者，传染性疾病患者和精神病患者，都不宜游泳。

尽量约朋友一起游泳，如果发生意外情况时也可以互相照顾。

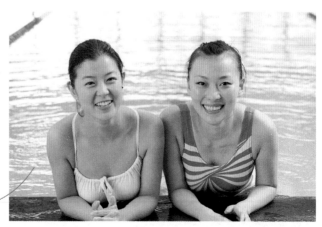

夏季防病抗病

夏季温度较高，空气湿度大，容易患一些皮肤病和肠道疾病；夏季容易出汗，如果出汗时感受风邪就容易感冒。所以应采取一些措施来预防这些夏季常见疾病。

▼ 防治感冒

夏季气温高，人体出汗较多，体力消耗较大，加之昼长夜短，睡眠不足以及冷水洗浴等原因，易患感冒。

预防感冒，关键在于避免受凉。要根据气温变化及时增减衣物，不要露天过夜；夏夜乘凉不要太晚，也不要坐在潮湿的地方；大汗淋漓时，不要立刻用凉水冲洗；洗冷水浴或游泳后，要把身上的水擦干；不宜喝过多冷饮。

▼ 警惕肠道疾病

夏季之所以是肠道疾病的高发期，是因为夏季天气炎热、雨水较多，湿热的环境为肠道致病菌的生长繁殖提供了适宜的自然条件，苍蝇和蟑螂也容易携带致病菌传播疾病。另外，闷热的天气使人休息不好，胃口差，导致机体抵抗力下降，肠道致病菌乘虚而入导致腹泻等。

预防肠道疾病，关键是要注意饮食卫生，应该做到以下几点。

- 注意饮用水卫生，生水要煮沸后再饮用。
- 注意饮食卫生，食物冷藏做到生熟分开，避免交叉污染。

应选择新鲜食物，尽量避免食用易带致病菌的食物，如常温存放超过4小时的贝壳、螃蟹等水产品，新鲜的水产品食用时也要充分煮熟蒸透。

- 少吃生冷、寒凉食物，如冰镇西瓜、冰激凌等。

夏季虽然炎热，但冰激凌等寒凉食物要尽量少吃，尤其是孩子和女性。

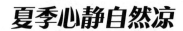

夏季心静自然凉

夏季炎热的天气容易让人心烦气躁，易发火，这对身体健康是不利的。所以保持淡泊宁静的心态，对夏季养生非常重要。

古人认为："夏季炎热，更宜调息静心，常如冰雪在心。"这便指出了"心静自然凉"的夏季养生法。当有不良情绪时，应通过合理的方式宣泄或转移，可以培养一些兴趣爱好，如绘画、书法、种花、钓鱼等，塑造开朗乐观的性格，忌怒戒躁，陶冶性情，修身养性。还可吃一些能降血脂的食物，如大豆、蘑菇、生姜、大蒜、洋葱和山楂等，对调养心神也有好处。

夏季养生食疗方

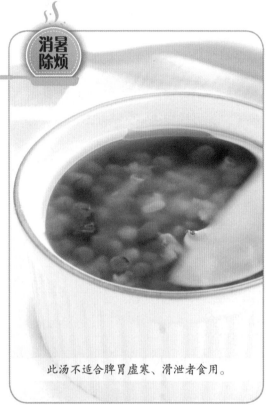

消暑
除烦

此汤不适合脾胃虚寒、滑泄者食用。

绿豆汤

| 食疗功效 | ■ 清热解毒 ■ 消暑除烦 ■ 利水消肿 |

　　绿豆、白糖各适量。绿豆清洗干净备用。锅内先放水，再放入绿豆，大火烧开煮15分钟关火，放入白糖加盖闷10分钟。放凉后即可饮用。

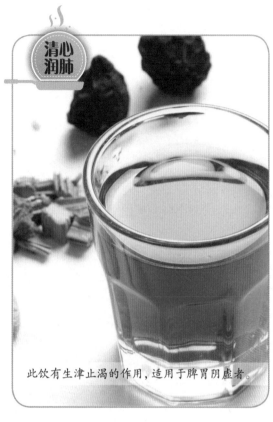

清心
润肺

此饮有生津止渴的作用，适用于脾胃阴虚者。

麦冬石斛乌梅饮

| 食疗功效 | ■ 养阴降糖 ■ 润肺清心 ■ 生津止渴 |

　　麦冬、石斛、乌梅各30克。将麦冬、石斛、乌梅同入锅中，加适量水，小火煎煮30分钟，去渣取汁。早中晚分3次服用。

薏苡仁可以健脾、祛湿、清热，还有一定的消暑功效。

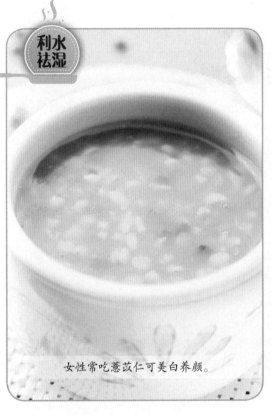

利水
祛湿

女性常吃薏苡仁可美白养颜。

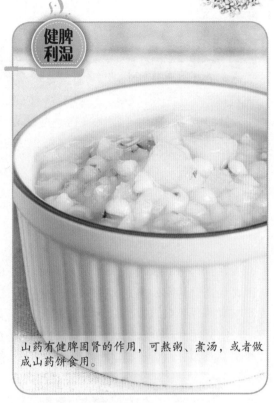

健脾
利湿

山药有健脾固肾的作用，可熬粥、煮汤，或者做成山药饼食用。

赤小豆薏苡仁粥

食疗功效 ■ 利水祛湿　■ 清热消肿　■ 解毒排脓

　　薏苡仁、赤小豆各50克。薏苡仁、赤小豆分别洗净，用清水浸泡6~8小时。将泡好的薏苡仁、赤小豆放入锅中，加适量清水，大火煮沸后，转小火煮至熟烂即可。

薏苡仁山药粥

食疗功效 ■ 健脾渗湿　■ 滋补肺肾　■ 甘润益阴

　　薏苡仁、山药各100克。薏苡仁洗净；山药去皮洗净，切成丁。将两者一起放入锅中，加适量水，大火煮开后转小火，熬煮成粥即可。

秋季干燥，宜养阴润肺

"秋主收"，秋季阳气渐收，阴气生长。秋气应肺，而秋季干燥的气候也容易损伤肺阴，从而出现口干咽燥、干咳少痰、皮肤干燥、便秘等症状，所以秋季养生贵在养阴防燥。

秋季饮食重在养阴润燥

秋季饮食调养，应遵循养阴防燥、滋阴润肺的原则，少吃辛辣、温燥、油腻食物，可以适当吃一些酸味食物，多喝水，常喝清润进补的粥或者汤，适当多吃鱼。

◎ 养肺为要

秋气内应肺。肺是人体重要的呼吸器官，是人体真气之源，肺气的盛衰关系到寿命的长短。秋季气候干燥，很容易伤及肺阴，使人鼻干咽痛，容易患咳嗽等呼吸系统疾病，所以应注意多吃一些滋阴润肺的食物，如银耳、甘蔗、燕窝、雪梨、百合、猪肺等。

◎ 少辛增酸

"少辛"是指少吃辛辣食物，如葱、姜、大蒜、韭菜、辣椒等。肺属金，通气于秋，肺气盛于秋，少食辛辣，以防肺气太盛。"增酸"是指适当多吃酸味的食物，如葡萄、柠檬、山楂等。肝属木，金克木，肺气太盛可克肝木，即损害肝脏功能。所以秋季要"增酸"，以增强肝脏功能，抵御过盛肺气的侵入。

◎ 少食生冷、煎炸、燥热食物

● 少食生冷食物。暮秋时节，人的精力开始封藏，在饮食上应注意暖腹，少食生冷。

● 少吃煎炸食物。炸鸡腿、炸薯条等煎炸的油腻食物，食用后难以消化，容易积于肠胃之内，引起肠胃不适。

● 少吃羊肉等燥热食物，吃后不仅会引起上火，还会化燥伤阴。

秋季可多吃梨，不仅滋阴润肺，用梨熬汤还能缓解肺燥引起的咳嗽。

◎ 秋季药膳养生原则

秋季风燥盛行而伤阴，脾胃也易受其影响，故秋季药膳应以清润为主，要多吃一些滋阴润燥的食物。可以选用桑叶、桑白皮、西洋参等以清燥、益气生津；还可配以滋阴润肺的中药，如百合、枇杷叶、蜂蜜、沙参、麦冬、玉竹等。

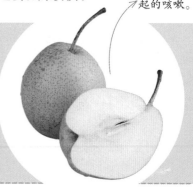

秋季生活起居需灵活

秋季气候整体呈干燥特点，是一个由炎热潮湿向寒冷少雨过渡的季节。"一场秋雨一场寒"，秋季气温多变，昼夜温差也较大，早秋湿热，中秋变燥，晚秋又以寒凉为主。此时身体虚弱的人容易患病或旧病复发，因此秋季被称为"多事之秋"，所以人们在起居上应提高警惕，注意养生。

🔻 早睡早起

秋天，天高风劲，肺气收敛，因此应早睡早起。深秋时节，气候较为寒冷，不宜终日闭户或夜间蒙头大睡，要养成勤开窗通风、夜间露头而睡的习惯，保持室内空气流通，预防呼吸系统疾病的发生。

🔻 秋季提倡"秋冻"

所谓"秋冻"，通俗地说就是"秋不忙添衣"，有意识地让机体"冻一冻"。这样可以避免因多穿衣服产生身热汗出、汗液蒸发、阴津伤耗、阴气外泄等情况，顺应了秋天阴精内蓄、阴气内守的养生需要。此外，微寒的刺激，可提高大脑的兴奋度，增加皮肤的血流量，使皮肤代谢加快，机体耐寒能力增强，有利于预防伤风等病症的发生。

当然，"秋冻"还要因人、因天气而异。老人、孩子及血瘀体质者，由于其抵抗力弱，在进入深秋时就要注意保暖；若是气温骤然下降，就不要再"秋冻"了，应根据天气变化及时增减衣物，还应稍微活动筋骨，以不出汗为宜。

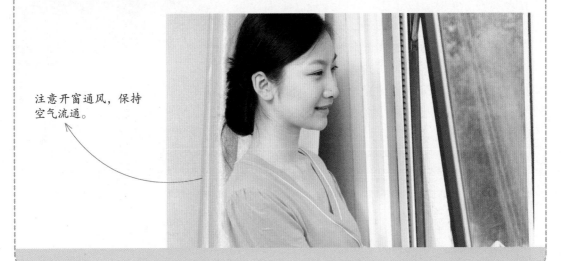

注意开窗通风，保持空气流通。

秋季运动不宜过猛

金秋时节，天高气清，是运动锻炼的好时期。此时机体活动随气候变化而处于"收"的状态，阴精、阳气也处在收敛内养阶段，所以秋季不宜选择强度太大的运动项目。

▽ 简简单单深呼吸

深呼吸是自我放松的方法。深呼吸不仅能促进人体与外界交换空气，使人心跳减缓，血压降低，还能转移人在压抑环境中的注意力，并提高自我意识。人们通过深呼吸来保持镇静时，可缓解焦虑情绪。

一般来说，深呼吸适宜在早上和睡前进行，持续的时间为1~3分钟，时间不宜过长，不要在灰尘较多的地方或有雾的天气进行。深呼吸配合一些舒缓的运动，安神效果会更好，如打太极拳、散步、慢跑、骑自行车等。

▽ 重阳爬山正当时

农历九月初九是传统的重阳节，又名登高节。秋高气爽，山峦之间披红挂绿，景色十分宜人。利用这个大好时光，与亲朋为伴，登山畅游，既有雅趣又可健身，尽情饱览名山秀水，观赏大自然的绮丽景色，也是一种乐趣。

登山是一项集运动与休闲为一体的健身养生运动，可增强体质，提高肌肉的耐受力和神经系统的敏感性。在登山的过程中，人体的心跳和血液循环加快，肺的通气量、肺活量明显增加，内脏器官和身体其他部位的功能也会得到很好的锻炼。

▽ 多参加文娱活动

到了秋天，天地肃杀，身体很容易受外界环境的影响，变得消极悲伤。在秋天适宜参加一些集体活动，如跳广场舞等，以调整情绪。广场舞并不只是简单的体育锻炼，而且还是一种心理调适。一群人在同样的节奏下，做同样的动作，这是一个建立精神共同体的过程。在这个过程里，每个个体都会觉得自己融入了这个强大的共同体，这样无形中会增加自己的心理能量，以此来对抗负面情绪。

另外，秋天到来之后，也可以多唱唱歌。唱歌就是一种健身，可以调理肺经，增加肺气。对于老人来讲，这种文娱活动多多益善。

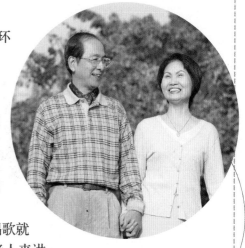

秋高气爽的季节，要多去户外散心，保持乐观的心态。

秋季防病抗病

秋季气候干燥，气温多变，加之夏天人们的体力、精力消耗较大，此时体质相对较弱，所以要高度重视秋季的疾病预防。

预防秋季感冒

秋季气温变化大，人容易感冒。补充足量的水分能加速代谢，减轻感冒症状。充足的睡眠有利于下丘脑等神经内分泌器官的功能稳定，从而有助于提高机体的免疫力。

病菌除了通过空气飞沫传播，还会通过手与手接触的方式传播，所以要勤洗手。尽管洗手并不能增强人的免疫力，但可以显著降低患流行性感冒的可能性。适度运动也可以降低患呼吸道感染的概率。

预防哮喘的发作

哮喘属于过敏性疾病，容易在秋季发作。哮喘发作前常有先兆，如反复咳嗽、胸闷、连续打喷嚏等。哮喘是一种容易发作的慢性病，因此哮喘患者在稳定期要积极预防。首先要尽量避开过敏原，如花粉、螨虫、粉尘等。其次，可提前在暑天积极治疗，因为暑天气温较高、阳气较旺盛，此时治疗可以使患者的阳气充足，增强抗病能力。

防止上火

北方秋季气候比较干燥，很容易上火。要避免上火，首先，要保持科学的生活习惯，规律作息，避免熬夜，定时定量进餐。其次，多吃清火食物，如新鲜绿叶蔬菜、黄瓜、橙子等。最后，饮用一些凉茶、绿茶对清火也很有效，但注意不可过量。另外，在上火期间，不宜吃辛辣食物，不要喝酒、抽烟和熬夜，还应注意保持口腔卫生，经常漱口，多喝水，也可在医生指导下服用清火药物。

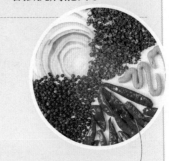

上火期间不要吃辣椒、花椒等辛辣刺激性食物，以免加重症状。

秋季应宁静心境

秋季，以"收"为要，要做到"心境宁静"，这样才会减轻肃杀之气对人体的影响。如何才能保持心境宁静呢？简单地说，就是要"清心寡欲"。

另外，秋天万物凋落的景象容易让人升起忧伤之感，尤其是老年人，容易心生萧条、凄凉、垂暮之感。古人认为，秋季的精神养生应做到"使志安宁，以缓秋刑，收敛神气，使秋气平，无外其志，使肺气清，此秋气之应"。也就是说，要保持一颗平常心看待自然界的变化，或外出秋游、登高远眺，或和朋友、家人多交流、谈心，以缓解忧伤、低落的情绪。

秋季养生食疗方

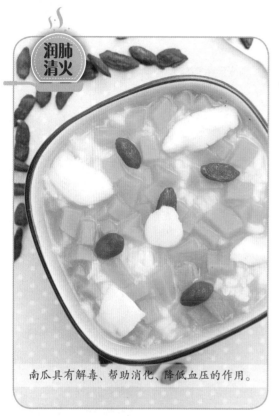

润肺清火

南瓜具有解毒、帮助消化、降低血压的作用。

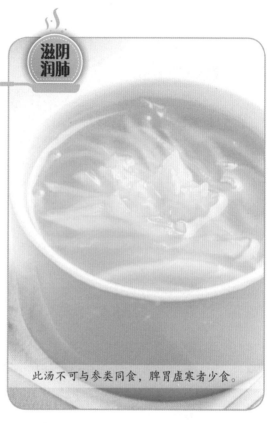

滋阴润肺

此汤不可与参类同食，脾胃虚寒者少食。

百合南瓜粥

食疗功效
- 清火润肺
- 养心安神
- 润肠通便
- 降低血压

百合、南瓜各20克，大米90克，枸杞子适量。大米、枸杞子分别洗净；南瓜去皮洗净，切成小块；百合洗净，削去边缘黑色部分。锅置火上，注入清水，放入大米、南瓜，用大火煮至米粒开花，再放入百合，改用小火煮至粥浓稠时即可。

白银汤

食疗功效
- 清热降火
- 润肠通便
- 益气安神
- 强心健脑

白萝卜100克，水发银耳、鸭汤、盐各适量。白萝卜切丝，银耳撕成小朵。以上食材放入清淡的鸭汤中小火清炖，注意时间不要过长，最后加盐调味即可。

桑叶具有疏散风热、清肺润燥、平抑肝阳、清肝明目的作用，有助于缓解秋燥。

润肺生津

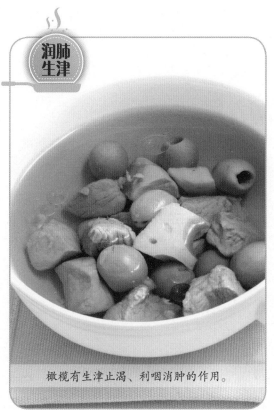

橄榄有生津止渴、利咽消肿的作用。

疏风散热

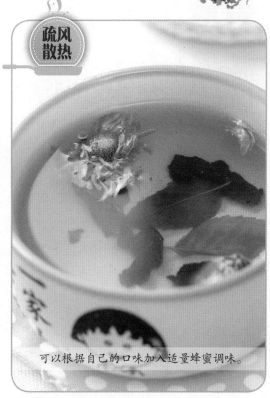

可以根据自己的口味加入适量蜂蜜调味。

橄榄炖肉

食疗功效
- 滋补润肺
- 润燥通便
- 生津止渴
- 解毒消呕

橄榄 10 颗，猪瘦肉、莲藕各 150 克，生抽、白糖、油各适量。猪瘦肉洗净，切块；莲藕洗净，切块；橄榄洗净，去核。炒锅上火，放油烧热，下猪瘦肉煸炒，然后加入橄榄肉、莲藕以及生抽、白糖和适量水，用小火炖熟即成。

桑菊薄荷茶

食疗功效
- 疏风散热
- 清肝明目
- 清热生津
- 发汗解表

桑叶、菊花、薄荷各 10 克。取适量水煮沸，将桑叶、菊花、薄荷一起投入沸水中煮 10~15 分钟即成。不拘时饮服。

冬季寒冷，宜扶阳养肾

"冬主藏"，冬天是万物收敛、蛰伏的季节。其气候特点为多寒，且受强冷空气的影响，气温骤降。中医认为，此时寒邪强盛，易伤及肾阳。因此，冬季养生重在滋补，应注意肾的养护。

冬季饮食重在扶阳养肾

冬季饮食应遵循扶阳养肾、防寒的原则，以滋阴潜阳、增加热量为主。

◎ 养肾为先

寒气内应肾。肾是生命的"原动力"，是人体的"先天之本"。冬季人体阳气收敛，生理活动也有所收敛。此时，肾既要为冬季热量支出准备足够的能量，又要为来年储存一定的能量。因此，饮食上应多关注肾的调养，注意热量的补充，多吃动物性食物和豆类，补充维生素和矿物质，羊肉、牛肉、大豆、核桃、板栗、红薯、白萝卜等都是冬季进补的食物。

◎ 补充维生素和矿物质

冬季是蔬菜、水果淡季，蔬菜数量少，品种也相对单调，在我国北方这一现象更为突出。因此，在冬季，人体常缺乏维生素和矿物质，出现口腔溃疡、牙龈肿痛、便秘等症状。冬季进食要增加食物种类，如白菜、圆白菜、白萝卜、豆芽、小油菜、虾皮、猪肝、香蕉等都是很好的选择，还可适当多吃一些如红薯、土豆等食物。

◎ 冬季进补需养阳

冬季是进补的好季节，进补要注意养阳。根据中医"虚则补之，寒则温之"的原则，冬季可以选择多吃温性、热性的食物，提高机体的耐寒能力。适合冬天食用的进补食物有牛肉、鸡肉、龟肉、羊肉、虾肉等肉类；胡萝卜、葱、韭菜、芥菜、小油菜、香菜等蔬菜；大豆、板栗、蚕豆、红糖、糯米、松子等。

冬季可适量吃滋补类膳食，如羊肉汤，可补肾温阳。

◎ 冬季药膳养生原则

冬季在制作药膳时，适合选用具有补虚作用的中药，如人参、白术、大枣等补气药，杜仲、核桃等补阳药，当归、熟地黄、白芍等补血药，以及百合、麦冬、枸杞子、玉竹等滋阴药。

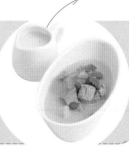

冬季生活起居需防寒

冬季气候寒冷，寒气凝滞收引，易导致人体气机、血液运行不畅，从而使许多旧病复发或加重。所以冬季养生应注意防寒保暖，在生活起居上也要格外注意。

▼ 早卧晚起

《黄帝内经》指出，人在冬季应"早卧晚起，必待日光"，也就是睡得早，起得晚，尽量等到太阳升起以后再起床，这样有利于阳气的潜藏和阴精的积蓄，对健康有益。

冬季早睡晚起可避免低温和冷空气对人体的侵袭，降低患呼吸系统疾病的概率，同时也可以避免因严寒刺激诱发心脑血管疾病。充足的睡眠还有利于人的体力恢复和免疫功能的增强，有助于预防疾病。

▼ 睡觉时切忌蒙头、闭门窗

冬季把头蒙在被子里睡觉会暖和一些，但被子里的氧气会越来越少，二氧化碳和不洁气体却越积越多，所以蒙头睡醒后会感到头昏昏沉沉、疲乏无力。

天寒时有些人喜欢紧闭门窗入睡，殊不知，室内烟雾、尘埃、人体排出的废气以及被褥内的纤尘、污浊气体被吸入肺中，都不利于人体健康。

▼ 冬衣重保暖

身体长期受凉，抵抗力会下降，容易生病。所以，冬季要注重保暖，衣服的保暖程度与其内空气层的厚度有关。羽绒服、羊毛织物、皮衣的保暖效果都相当不错。

外出应戴帽子、围围巾，防止头部受凉。头部如果受到寒冷刺激，血管会收缩，头部肌肉紧张，易引起头痛、感冒。背部也应注意保暖，不要穿太薄的衣服。当寒冷刺激到背部时，会通过背部穴位影响局部肌肉，除了引起腰酸背痛外，背部受凉还会通过颈椎、腰椎影响上下肢肌肉及关节、内脏，引发各种不适。同时脚部保暖尤为重要，脚部受寒会引起脚踝部的肿胀、疼痛；老年人尽量穿棉布鞋、厚袜子，忌穿潮湿的衣服、鞋袜。

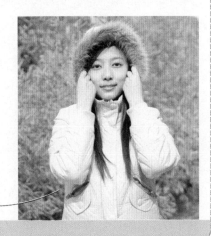

冬季一定要注意保暖，以免穿得过于单薄导致外感风寒，影响身体健康。

冬季运动要适度

冬天，因为天气寒冷，许多人不愿意参加体育运动。但俗话说"冬天动一动，少闹一场病；冬天懒一懒，多喝药一碗""夏练三伏，冬练三九"，这些都说明冬季坚持体育锻炼有益于身体健康。那么适合冬天的运动有哪些呢？

▼ 长跑

冬季进行长跑锻炼，不仅能增强体质和机体的耐寒能力，还能培养坚强的意志。长跑时注意这几点可达到很好的锻炼效果：首先，早晨太阳出来后再进行长跑，长跑前活动四肢，根据气温增减衣物，尤其要注意腹部的保暖。其次，在跑步的过程中，人体对氧气的需求量不断增加，因此要注意调节呼吸节奏，不宜大口呼吸或说笑打闹，否则容易将冷空气吞咽进胃肠道，会引起腹胀或胃肠痉挛性剧痛。最后，长跑结束后，人体全身上下得到活动，可以再接着做一套广播体操，也可以进行压腿、踢腿、跨跳、纵跳摸高、单腿跳和高抬腿练习，训练下肢力量，以提高耐力。

▼ 跳绳

跳绳特别适宜在气温较低的季节进行。研究表明，持续跳绳 10 分钟，与慢跑 30 分钟或跳健身操 20 分钟相当，能增强人体心脑血管系统、呼吸系统和神经系统的功能。

跳绳时，心脏收缩频率加快，小腿和脚踝的肌肉活动量加大。为了让身体适应，每次跳绳前活动活动手脚，至心跳加快后再正式开始跳绳。跳绳时，应穿轻便舒适的运动鞋，避免脚踝受伤；尽量选择软硬适中的草坪、木质地板和泥土地等场地跳绳。

跳绳的时间一般不受任何限制，但为了避免身体不适，饭前和饭后 30 分钟内不宜跳绳。时长通常是每次 30 分钟，一个星期 5 次，但也并非绝对，要视个人的体力以及需要而定。刚开始的时候，一次 5 分钟也许就气喘吁吁了，就不必强迫自己跳 30 分钟；身体适应后，还可以再适当增加时间。

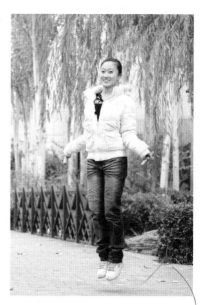

跳绳后会出汗，这时不要急于脱外套，防止风邪入侵。

冬季防病抗病

冬季天气寒冷干燥，人体抵抗力下降，容易引发一些疾病，如冻疮、皮肤瘙痒等。这时要采取一些必要的措施进行预防，减少疾病的发生。

▽ 冻疮

冻疮是冬季容易发生的一种皮肤损伤，易发生在手指、手背、耳轮、鼻尖、面颊等暴露部位。冻疮一旦发生，在寒冷季节里较难治愈。因此，要减少冻疮的发生，应提前在秋末积极预防。

肢体出现冻伤或局部被冻麻木时，用与体温一致的温水浸泡患部使之升温，30分钟后擦干保温，之后也要注意对患者进行保暖。没有水疱的冻疮除了注意局部保暖，还可以用冻疮膏涂抹患处。对于已经溃破的创面，可先给周围正常的皮肤消毒，再用无菌温盐水清洗创面，涂以抗菌药物加以包扎，并经常检查创面愈合情况，及时更换药物、包扎纱布等。发生冻疮以后，可能会出现麻痒感，千万不要用手抓挠，以免造成局部感染。

▽ 冬季瘙痒症

冬季皮肤发痒，直到来年春暖时才逐渐减轻、消失，这就是冬季瘙痒症。冬季瘙痒症多见于老年人，瘙痒常为全身性，呈阵发性发作，特别是腿、臂、手等部位。瘙痒症的原因比较复杂，主要是激素水平生理性下降、皮肤老化萎缩、皮脂腺和汗腺分泌功能减退等，导致皮肤含水量减少，缺乏皮脂滋润，长期干燥，故常常冬重夏轻。

平时应根据自己皮肤的干燥程度，每天在容易瘙痒的部位涂抹1~2次含止痒成分的润肤乳，以保持皮肤滋润。无论是沐浴后还是平时，都要经常涂抹乳液或乳霜，以补充皮肤的油脂。最好在浴室中擦干身体，并在3分钟内擦乳液或乳霜保养皮肤。

在饮食方面，应忌食辛辣刺激食物，多吃健脾润肺、养血润肤的食物，如大枣、百合、莲子、银耳、山药、梨、核桃、杏仁、松子、花生、牛奶、豆浆等。

冬季皮肤容易干燥、瘙痒，应经常擦护手霜或保湿霜滋润肌肤。

冬季心态要平和

寒冷的冬季，寒风凛冽，草木凋零，阳气潜藏，阴气旺盛，人体的阴阳消长代谢也处于相对缓慢的状态，所以冬季心态要着眼于"藏"，即要保持心态平和。此外，如果出现情绪抑郁、懒散嗜睡、昏昏沉沉等现象，主要是寒冷的气候所致，天气晴朗时多出去晒太阳，同时加强体育锻炼，增强抵抗力。

冬季养生食疗方

滋阴补肾

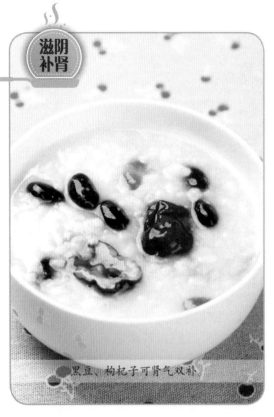

黑豆、枸杞子可肾气双补。

黑豆粥

食疗功效	■ 补肾强身	■ 健脾利水
	■ 活血消肿	■ 滋阴明目

黑豆 50 克，大米 100 克，枸杞子 2 克，大枣 5 颗。黑豆、大米、枸杞子、大枣分别洗净，放入锅内，加适量清水，大火煮沸，转小火煮到熟烂即可食用。

补益肝肾

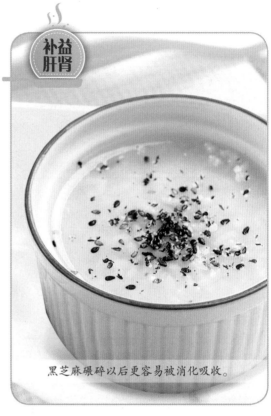

黑芝麻碾碎以后更容易被消化吸收。

黑芝麻粥

食疗功效	■ 补益肝肾	■ 滋补五脏
	■ 润肠通便	■ 乌发养发

黑芝麻 30 克，大米 100 克。黑芝麻碾碎备用。大米加水煮粥，粥将熟时，加入黑芝麻，一同煮熟即可。

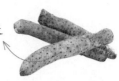

山药益气养阴、补脾益肾，脾虚的人可以经常吃，但是不要一次性过量服用。

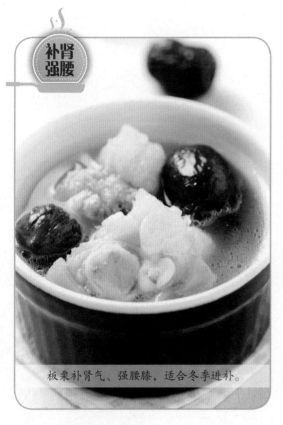

补肾
强腰

板栗补肾气、强腰膝，适合冬季进补。

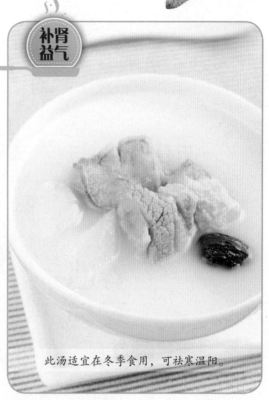

补肾
益气

此汤适宜在冬季食用，可祛寒温阳。

板栗猪蹄汤

食疗功效
- 补肾气
- 益腰膝
- 养肠胃
- 抗衰老

　　板栗 10 粒，大枣 4 颗，猪蹄 1 个，姜片和盐各适量。板栗去壳，大枣洗净；猪蹄洗净，去毛，切大块。猪蹄汆水后，一起与姜片放进瓦煲，加水大火煲沸后，加板栗、大枣，转小火煲约 2 小时，调入适量盐即可。

山药羊肉汤

食疗功效
- 活血养颜
- 补气血
- 温热滋补
- 祛寒气

　　羊肉 200 克，山药 150 克，姜、肉豆蔻、盐各适量。羊肉洗净，切成块；山药去皮，切块；姜切成片。锅中放入羊肉、山药、肉豆蔻、姜片，再加入水，没过食材，大火煮沸，转小火慢炖至羊肉软烂，加盐即可。

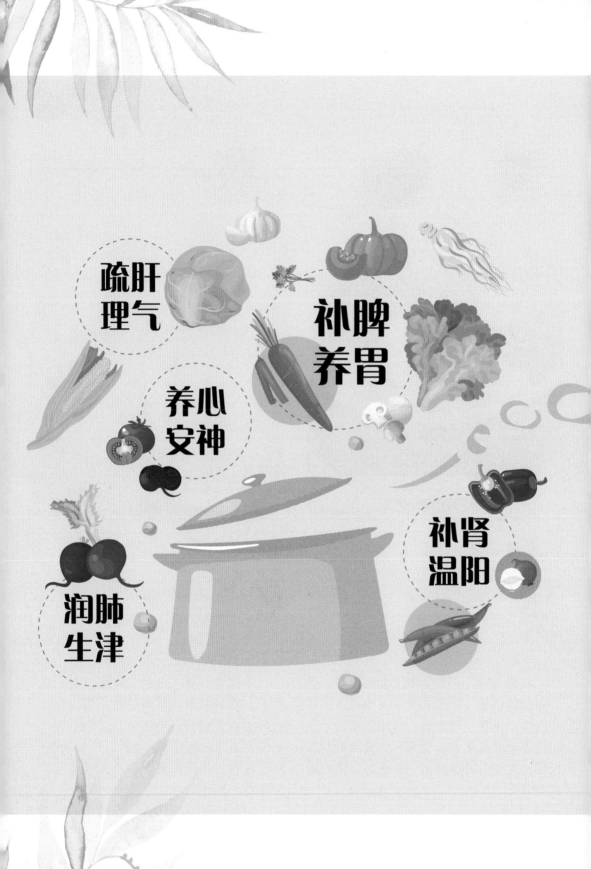

第三章

食疗养脏腑，
吃出身体好状态

人体的五脏指的是心、肝、脾、肺、肾，各脏腑之间是相生相克的关系，五脏功能良好，相互配合，气、血、津液才能正常生成、运行，并且发挥滋养作用，人才能拥有良好的精神状态，不容易生病。

中医认为，红色食物养心，青色食物养肝，黄色食物养脾，白色食物养肺，黑色食物养肾。五色养五脏，学会食疗养生，可以使脏腑和身体维持健康的状态。

养好心，气血充盈精神好

对于心的职责功能，《黄帝内经》中用一句话来概括总结，"心者，君主之官也"。心的功能就如同君主一样，统领群雄，安抚四方，以使人民安居乐业。心在人体生命活动中起着非常重要的作用。

心是身体的"主管"

心能使全身血液畅通运行。血液的运行需要推动力，有了足够的推动力，血液就能够流向全身各处，发挥滋养作用。"心其华在面"，若是一个人面色发青、黯淡，并且面容憔悴，那可能表明他心气不足了。

人的精神活动大多是由心神主管。假如年纪轻轻的人记忆力不好，还总是失眠，思维能力下降，反应能力也比较差，同时还出现了心悸、怔忡等问题，这是典型的"心不藏神"的表现。

易伤心的不良生活习惯

生活中不良的生活习惯，会导致自身代谢出现问题，为疾病发生埋下隐患。一些看似不起眼的小习惯，时间长了，也会对心脏造成伤害，如熬夜、饮食无节制、抽烟、酗酒、情绪多变等都会加重心脏负担。此外，便秘、性生活过度、嗜好太咸或太甜的食物等也会对心脏有潜在的不良影响。

🕚 11：00—13：00

心经当令，是养心的适宜时间。此时应保持心情舒畅，适当午休。

心脏不好的典型特征

> **记忆力衰退。** 年纪不大却健忘。中医认为，心主神，若是心血、心气不足，会影响到心主神的功能，表现为神情恍惚，遇事多忘。

> **失眠。** 失眠与心有一定关系。中医认为，心主神志。睡眠的问题归心管，人一旦气血不足，心失所养，就会失眠。

> **心悸。** 若是经常感觉心跳或心慌，并伴有心前区不适，则说明有心悸的症状。

> **全身乏力、头晕。** 出现全身乏力、头晕，往往是由于心肌供血不足引起的。

> **肚脐以上经常疼痛。** 此区域出现疼痛，应给予高度重视，有可能是由冠心病、心绞痛造成的。

红色、苦味食物让心脏变强劲

中医认为，红色属火入心，红色食物大多具有益气补血和促进血液生成的作用，能增强心脏功能，还能预防心脑血管疾病。另外，苦味入心，适当吃一些苦味食物可以清心降火，有利于养心。

▽ 石榴

具有补血、养心活血和止泻的作用。

性温，味甘、酸，归肾经、大肠经。老年人可常喝石榴汁，有利于降低胆固醇。胃炎患者、便秘者以及有龋齿者应少吃，糖尿病患者慎食。

▽ 赤小豆

具有生津利水、消肿解毒的作用。

性平，味甘、酸，归心经、小肠经。赤小豆被李时珍称为"心之谷"，适合水肿、肥胖症的患者食用。尿多之人不宜食用。

▽ 猪心

具有营养血液、养心安神的作用。

性平，味甘、咸，归心经。猪心是补血佳品，适合失眠患者食用。高脂血症、高胆固醇患者慎食。

▽ 大枣

具有养心血、补心气的作用。

性温，味甘，归脾经、胃经。大枣能养心安神、补气养血，对脾胃虚弱和心血失养的患者有益，并可减缓心悸不安、心烦等症状。糖尿病患者、消化不好者不宜多食。

▽ 莲子

具有补脾益肾、养心安神的作用。

性平，味甘、涩，归脾经、肾经、心经。莲子善于补五脏之不足，通利十二经脉气血，适合心悸、失眠者食用。便秘者不宜多食。

▽ 苦杏仁

具有养护心脏、降气止咳、平喘的作用。

性微温，味苦，归肺经、大肠经。苦杏仁营养丰富，适量食用有益于心脏健康，预防心脏病。苦杏仁有小毒，最好在医生的指导下服用。

养心安神食疗方

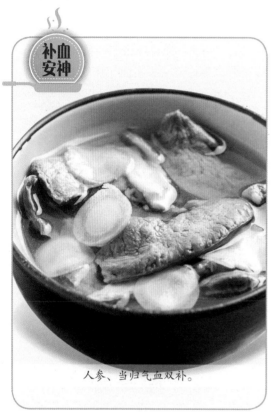

补血安神

人参、当归气血双补。

人参当归猪心汤

食疗功效
- 补血活血
- 安神定惊
- 增强抵抗力

　　猪心 1 个，人参 10 克，当归 15 克，盐适量。人参、当归、猪心分别洗净，切片。将所有材料一起放入锅内，加适量水，小火炖 3 小时，加盐即可。

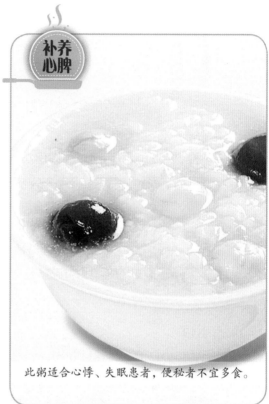

补养心脾

此粥适合心悸、失眠患者，便秘者不宜多食。

桂圆莲子粥

食疗功效
- 补气养血
- 安神宁志
- 健脑益智
- 补养心脾

　　干桂圆肉 20 克，莲子 15 克，大米、冰糖各适量。莲子、大米分别洗净，将莲子、干桂圆肉、大米放入煲内，加适量水煮 40 分钟，放入冰糖，略煮至冰糖溶化即可。

莲子具有清心、安神的作用，适合失眠多梦的患者。

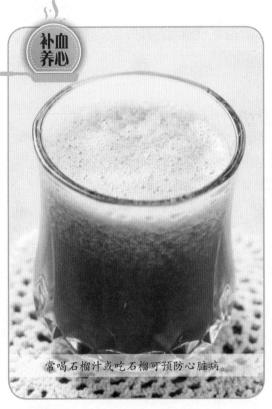

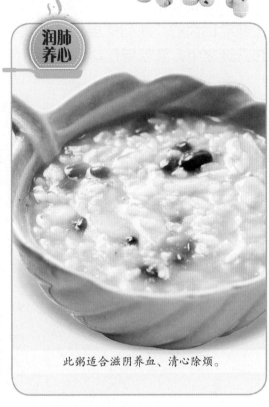

补血养心

润肺养心

常喝石榴汁或吃石榴可预防心脏病。

此粥适合滋阴养血、清心除烦。

石榴汁

食疗功效
- 保护心脏
- 软化血管
- 活血止泻
- 降血糖、降血脂

石榴2个，纯净水适量。石榴去皮，取子。将石榴子与纯净水放料理机里榨汁即可。

红豆莲子百合粥

食疗功效
- 养心安神
- 滋阴润肺
- 活血通经
- 健脾养胃

红豆30克，莲子10克，百合10克，大米50克，冰糖适量。红豆、莲子、百合洗净，大米淘洗干净。将红豆放入砂锅中，加水煮沸，小火煮30分钟再加入大米、莲子和百合，小火煮至熟烂，加冰糖即可。

疏肝养肝，气血畅通人轻松

《黄帝内经》曰："肝者，将军之官。"古代的将军身上担负的责任是非常巨大的，他们需要凭借勇气和谋略带领士兵抵御外敌、捍卫疆土。在五脏之中，肝就担任这样一种角色。

肝脏是身体的"血库"

首先，肝能够贮藏一定的血液，满足人体对血液的需求，以维持站立、行走等生理活动。其次，肝开窍于目，如果肝血不足，眼睛就会干涩、酸胀，甚至出现视力减退的情况。再次，当人的肝血不足时，肝气就会偏旺，人就容易急躁、盛怒、发脾气，甚至肝区出现隐痛。最后，肝脏能解毒排毒，使身体免受毒素所害，如果肝血不足，肝脏解毒功能受到影响，会导致身体出现问题。

易伤肝的不良生活习惯

一些不良饮食习惯或生活方式，如嗜酒如命，嗜好油腻、辛辣、腌制食物，还有熬夜、易怒、暴饮暴食等，都会影响肝脏的健康，从而引发各种疾病。需要注意，葱、大蒜、韭菜、生姜、酒、辣椒、花椒、胡椒、桂皮、八角、小茴香等都属于辛辣食物，会加重肝火，肝脏不好的人应谨慎食用。

🕐 1：00—3：00

肝经当令，是保养肝经的适宜时间。此时要尽量保持熟睡状态。

肝脏不好的典型特征

> **易怒。**若是肝气不舒，肝火旺，人就容易动怒。肝火旺有两种：一种是实火，另一种是虚火。急躁易怒就是因为肝内实火过旺造成的。

> **眼睛干涩、视物不清。**肝脏发生某些病变，可导致眼睛干涩、视物不清，甚至眼前发黑。

> **全身困乏、四肢无力。**肝主筋，肝血具有濡养全身筋膜的功效。如果肝血不足，筋失濡养，时间长了，人就会感到全身困乏、四肢无力。

> **脸色易发黄。**肝胆湿热，邪气蕴结，肝胆的疏泄功能受到影响，胆汁外溢则表现为脸黄。

> **女性易患妇科病。**肝失疏泄，会引发月经不调、白带异常等妇科疾病。

青色、酸味食物让肝轻松舒畅

中医认为，青色入肝经。青色的食物有疏肝护肝的作用，经常食用可疏通肝气、滋养肝血、清除肝火，从而起到保护肝脏的作用。酸入肝，酸性食物具有收敛作用，对于肝火过旺者，可以吃些酸味食物，如山楂、酸梅等平肝火、补肝阴。

▽ 芹菜

具有平肝安神、健胃凉血的作用。

性凉，味甘，归肺经、胃经、肝经。芹菜中维生素和膳食纤维含量较高，有助于促进肝细胞的修复与再生，能辅助治疗脂肪肝。胃寒、腹泻者不宜多食。

▽ 菠菜

具有补血养肝的作用。

性凉，味甘，归胃经、大肠经。春季肝气旺盛，人容易出现头晕、目赤等症状，菠菜可有效缓解这些不适。脾胃虚弱者少食。

▽ 苦瓜

具有清热解毒、清肝明目的作用。

性寒，味苦，归心经、脾经、胃经。苦瓜是一种寒性食物，有降肝火的作用。苦瓜还可以辅助降血糖，适合糖尿病患者食用。但是脾胃虚弱以及容易腹泻的人群，不宜吃苦瓜。

▽ 佛手瓜

具有疏肝止咳、理气和中的作用。

性凉，味甘，归肝经、脾经、肺经。佛手瓜能疏肝理气、健脾和胃，可以改善肝气郁结、肝胃不和导致的胁肋胀痛、脘腹痞满、恶心呕吐等症状。

▽ 莴笋

具有清肝养肝的作用。

性凉，味苦、甘，归胃经、大肠经。莴笋不仅有助于增强人体免疫力，还有助于清除肝脏毒素，适合"三高"患者、肥胖者、水肿者食用。

▽ 西蓝花

具有保护血管、排毒养肝的作用。

性平，味甘，归肾经、脾经、胃经。西蓝花可以促进肝脏排毒、养护肝脏。此外，平时适量吃西蓝花还能预防血管阻塞、动脉粥样硬化等。

养肝护肝食疗方

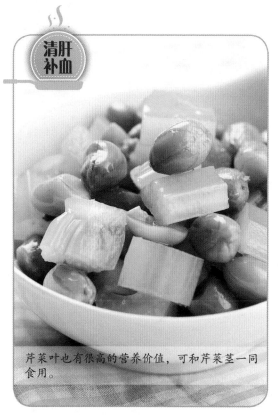

清肝
补血

芹菜叶也有很高的营养价值，可和芹菜茎一同食用。

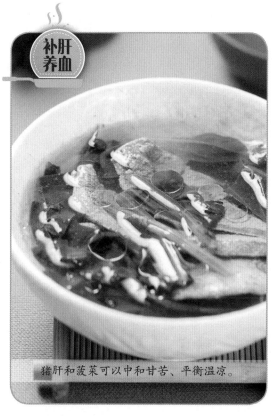

补肝
养血

猪肝和菠菜可以中和甘苦、平衡温凉。

芹菜拌花生米

食疗功效　■ 清肝火　■ 排肝毒　■ 补肝血

　　芹菜茎 300 克，油炸花生米 30 克，花椒油、香油、盐各适量。芹菜茎洗净，切段，用开水焯烫，过凉水后，放入盆中，再加入油炸花生米，放入花椒油、香油、盐调味即可。

菠菜猪肝汤

食疗功效　■ 补肝明目　■ 养血补虚　■ 健脾补虚　■ 补铁强身

　　菠菜、猪肝各 100 克，盐适量。菠菜洗净，略焯；猪肝切片，汆烫。将猪肝片放入砂锅中，加水大火煮沸后，转小火煮至猪肝熟，再放入菠菜稍煮片刻，加盐调味即可。

菊花性寒，长期大量饮用菊花茶，可能会引起腹痛、腹泻、手脚冰凉等症状，所以饮用要适量。

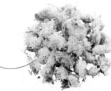

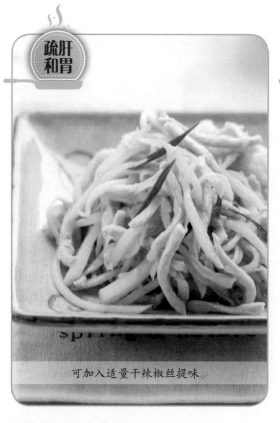

疏肝
和胃

可加入适量干辣椒丝提味。

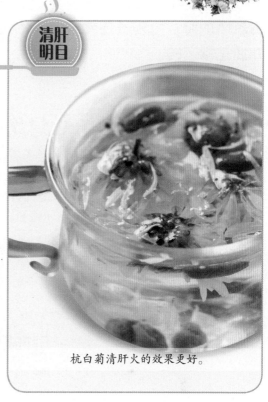

清肝
明目

杭白菊清肝火的效果更好。

佛手瓜炒鸡丝

食疗功效	▪ 温中益气	▪ 疏肝和胃
	▪ 补虚填精	▪ 化痰止咳

　　佛手瓜 200 克，鸡肉 60 克，料酒、鸡蛋清、油、盐各适量。鸡肉洗净，切丝，用料酒、鸡蛋清腌制；佛手瓜洗净，切丝，焯烫。油锅烧热，放入鸡丝炒至变色，放入佛手瓜丝翻炒，最后加入盐炒匀即可。

枸杞菊花茶

食疗功效	▪ 益精明目	▪ 降脂降压
	▪ 清肝火	▪ 润肠排毒

　　菊花 4 朵，枸杞子适量。将菊花和枸杞子一同放入水杯中，加适量开水冲泡 5 分钟左右即可饮用。

养好脾，人不老

《黄帝内经》云："脾胃者，仓廪之官。""仓廪"就是储藏粮食的地方，五脏中的脾，主要责任就是为身体提供充足的"粮食"，保持身体各脏腑功能正常运转。

脾是"仓廪之官"

身体要储备的粮食就是"气血"。气血是维持生命的基本要素，具有濡养作用。脾能将摄入的食物转化为气血，并且统筹大局，及时进行调度，将气血派往各处，进行濡养。若是脾胃出了毛病，就会导致气血化生不足，影响到人的身体健康。

易伤脾的不良生活习惯

脾的主要功能是消化吸收、输布营养物质，统摄血液。过度劳累、长期抑郁、饮食不节、嗜食甜食和油炸食品等都很容易导致脾胃受损，使脾胃运化水谷精微的功能失常，从而影响身体健康。

 9：00—11：00

气血旺盛且流注于脾经的时段，可用按摩槌或拳头敲打脾经，让气血通畅。

脾脏不好的典型特征

> **口唇发白，易患口腔溃疡。**口唇者，脾之官也。脾胃的问题会表现在口唇上，脾胃不好的人嘴唇常发白，没有血色，干燥易起皮，有裂口，还容易患口腔溃疡。

> **睡觉爱流口水。**"脾主涎"，"涎"即口水。气有固摄作用，如果脾气虚弱，固摄功能减弱，口水就会不受约束，在睡觉的时候流出来。

> **经常腹泻。**脾虚导致食物得不到很好的消化，可能会发生腹泻，主要与脾阳虚有关。

> **面色发黄。**脾与胃能相互配合，将摄入的食物转化成气血，并行气血以养肌肤。若是脾气虚，化生的气血少，就表现为面黄肌瘦。

> **过于肥胖或过于消瘦。**如果脾运化失常，吃进去的食物消化不掉，堆积在体内，会形成肥胖。脾胃功能低下时，食物不经运化就直接被排出，身体缺乏营养，人就会变得消瘦。

黄色、甘味食物让脾更有活力

根据中医理论，黄色与脾对应，黄色食物进入体内后，能够起到健脾、补脾的作用。甘入脾，适当食用甘味食物，可健脾润燥、补气养血，促进脾胃运化。常见的黄色食物有小米、南瓜、玉米、红薯等。

◇ 小米
具有健脾和胃、补益虚损的作用。

性微寒，味甘，归脾经、肾经、胃经。小米有健脾暖胃、辅助止泻的作用，特别适合脾胃虚弱的人食用，熬粥食用疗效较佳。

◇ 大豆
具有健脾养胃、利湿消肿的作用。

性平，味甘，归脾经、心经、大肠经。大豆还可降血脂、提升免疫力，饮用豆浆对脾胃也有益处。

◇ 玉米
具有健脾开胃、利尿消肿的作用。

性平，味甘、淡，归脾经、胃经。玉米具有开胃利尿的作用，适合食欲不振、小便不利、水肿者食用。

◇ 南瓜
具有补中益气、健脾和胃的作用。

性温，味甘，归脾经、胃经。南瓜能够辅助治疗脾虚气弱、营养不良等症。南瓜易消化、好吸收，对脾胃有保健作用。湿热体质、气滞者不宜食用。

◇ 红薯
具有助益气力、补脾养胃的作用。

性温，味甘，归脾经、胃经、大肠经。红薯是健脾的食物之一，很适合身体瘦弱、容易乏力、脾虚的人食用。

◇ 香蕉
具有调理脾胃、润肠通便的作用。

性寒，味甘，归脾经、肺经。香蕉具有清热解毒、润肠通便的作用，常用于缓解热性病引起的烦渴、大便秘结、痔疮出血等症。

健脾和胃食疗方

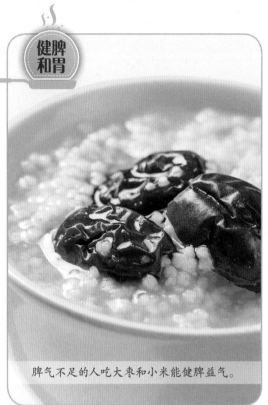

健脾和胃

脾气不足的人吃大枣和小米能健脾益气。

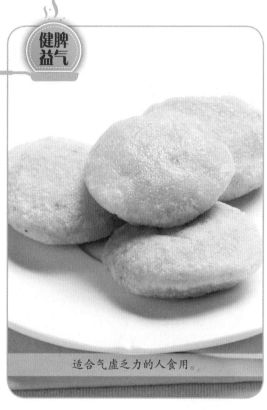

健脾益气

适合气虚乏力的人食用。

小米大枣粥

食疗功效
- 补血活血
- 清热除湿
- 健脾益气
- 和胃安眠

　　小米 100 克，大枣适量。小米淘洗干净；大枣洗净。大枣和小米放入砂锅中，加适量清水，大火煮开 2 分钟后，转中火慢慢熬制，待小米粥熬至黏稠即可。

糯米南瓜饼

食疗功效
- 补中益气
- 利尿通便
- 健脾养胃
- 促进生长发育

　　南瓜 400 克，糯米粉 100 克，白糖、油各适量。将南瓜去皮切块，蒸熟后碾成泥，再将南瓜泥和糯米粉、白糖搅匀，压成饼。锅内加适量油，将压好的饼放入锅中煎至两面熟透即可。

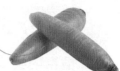

胡萝卜中含有丰富的胡萝卜素，胡萝卜素转换成维生素A后，可以起到养胃的作用。

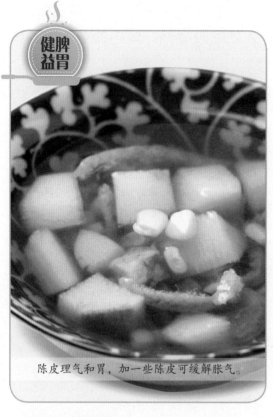

健脾益胃

陈皮理气和胃，加一些陈皮可缓解胀气。

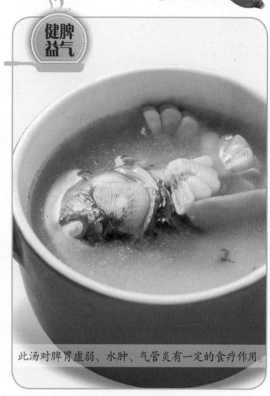

健脾益气

此汤对脾胃虚弱、水肿、气管炎有一定的食疗作用。

玉米山药羹

食疗功效
- 健脾和胃
- 缓解便秘
- 润肺止咳
- 促进消化

　　山药、玉米粒各30克，陈皮6克，芡实粉适量。将去皮后的山药洗净，切小块；玉米粒、陈皮洗净备用。玉米粒和山药块用水煮熟后，加入陈皮、芡实粉即可食用。

胡萝卜玉米鲫鱼汤

食疗功效
- 健脾利湿
- 益气活血
- 消食化滞
- 护眼明目

　　鲫鱼1条，胡萝卜、玉米各1根，姜片、油、盐各适量。鲫鱼处理干净，用油略煎；胡萝卜去皮，洗净，切块；玉米洗净，切段。将除盐外所有材料放入砂锅中，加适量水，小火煲40分钟，再加盐调味即可。

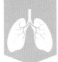 # 养好肺，气色好，抵抗力强

《黄帝内经》云："肺者，相傅之官。"肺主气，人体呼吸和新陈代谢的正常进行都需依靠肺的功能。肺好，人就呼吸顺畅，体内的毒素少，气色也好。

肺是人体呼吸的"大总管"

呼吸功能是由肺"掌管"的。在肺的呼吸作用下，气体得以实现交换，内环境得以改善。若是呼吸功能异常，就会出现呼吸不畅、咳嗽、气喘等症状。此外，肺还能宣发气血、津液，使肌肤、毛发都能获得充分的滋养，从而使肌肤白皙光滑、毛发柔顺。

易伤肺的不良生活习惯

肺属"娇脏"，具有"娇嫩""娇弱"的特点，一些外邪通过口鼻进入体内，首先侵犯的就是肺。一些不良习惯，也容易损伤肺脏，影响肺气，如嗜烟如命、久卧、过度使用空调、过食辛辣、乱用药物、熬夜、过度劳累等。

🕐 3：00—5：00

肺经当令，是人体气血由静转动的过程，通过**深度睡眠**完成。

肺脏不好的典型特征

> **容易疲劳。**肺气能推动血液流动滋养全身，但"劳则耗气"。肺气不足者，自然会导致体内的气更虚，疲劳感会加重，人往往就比较容易疲劳。

> **容易水肿。**肺也参与调度身体的津液。若是肺气不宣，导致水液不能正常输布和排泄，水湿停聚不化，就会发生水肿。

> **声音低怯。**肺气足，自然声音洪亮；肺气虚，鼓动声带的力气不足，自然声音就比较小。

> **咳喘。**中医认为，肺主气，司呼吸。通过肺的呼吸作用，机体与外界环境之间实现气体交换，以维持人体的生命活动。肺气失宣或肺气失降，则呼吸出现异常，表现为咳喘气逆或哮喘。

> **自汗。**容易出汗，而且是不怎么运动就出很多汗，这种状况就是中医所说的"自汗"。尤其是鼻子更容易出汗，鼻为肺之窍，所以肺的问题很容易在鼻子上体现出来。

白色、辛味食物可养肺润肺

白色的食物与肺脏五行相合。白色食物多有润肺生津、益气滋阴的作用。肺功能虚弱的人容易感冒、支气管常发炎、经常咳嗽，可以适量吃白色食物，如雪梨、白萝卜、百合、银耳等。另外，辛入肺，辛有发汗、发热的作用，患感冒者可以适当吃辛味食物，有利于祛风散寒。

▽银耳
具有滋阴润肺、美容养颜的作用。

性平，味甘、淡，归肺经、胃经、肾经。银耳具有滋阴润肺、养胃生津的作用，对虚劳咳嗽、津少口渴、气短乏力有缓解作用。

▽白萝卜
具有行气、消食、润肺的作用。

性凉，味辛，归肺经、胃经。白萝卜能滋养咽喉、化痰顺气，有效预防感冒，对急、慢性咽炎都有很好的缓解作用。

▽荸荠
具有清热化痰、滋阴润肺的作用。

性寒，味甘，归肺经、胃经。荸荠是常用的清热润肺食物，可改善肺阴虚导致的咳嗽、咽干等问题。脾胃虚寒者不宜食用。

▽雪梨
具有滋阴润肺、止咳化痰的作用。

性凉，味甘、酸，归肺经、胃经。雪梨可以改善肺阴虚导致的咳嗽、咽干，特别适合秋天食用，可除肺燥、肺热，适合慢性支气管炎患者。胃酸者少食。

▽百合
具有润肺止咳、清心安神的作用。

性寒，味甘，归心经、肺经。百合可以改善肺阴虚导致的咳嗽、口腔溃疡、口干等症状，还可改善心肺两虚导致的神疲乏力。

▽莲藕
具有滋润肺脾、生津解渴的作用。

性寒，味甘，归心经、肝经、脾经、胃经。莲藕具有清热凉血、润肺止咳的作用，对于热性病、肺虚咳嗽等都有一定的缓解作用。

润肺养肺食疗方

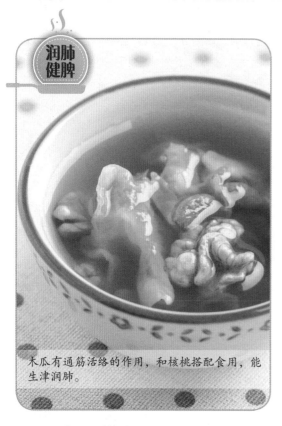

> 润肺
> 健脾

木瓜有通筋活络的作用，和核桃搭配食用，能生津润肺。

银耳木瓜羹

食疗功效
- 生津润肺
- 健脾消食
- 止咳化痰
- 美容养颜

银耳 30 克，木瓜 50 克，核桃仁、枸杞子、冰糖各适量。银耳提前 2 小时浸泡，泡发后洗净，撕小朵；木瓜去皮，洗净，切块。锅中放入银耳和木瓜，加水煮沸后，加入核桃仁、枸杞子和冰糖，煮熟烂即可。

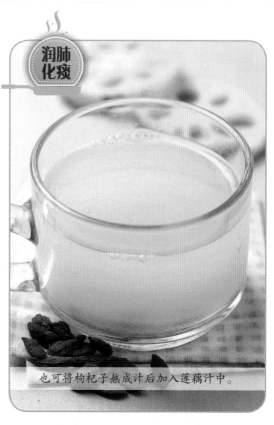

> 润肺
> 化痰

也可将枸杞子熬成汁后加入莲藕汁中。

莲藕冰糖水

食疗功效
- 润肺去燥
- 清热凉血
- 止咳化痰
- 健脾开胃

莲藕 1 节，冰糖、枸杞子各适量。将莲藕去皮，洗净，切小块，放入榨汁机中榨汁。倒出汁液，放入冰糖并搅拌溶化，加入枸杞子即可直接饮用。

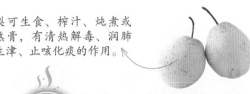

梨可生食、榨汁、炖煮或熬膏，有清热解毒、润肺生津、止咳化痰的作用。

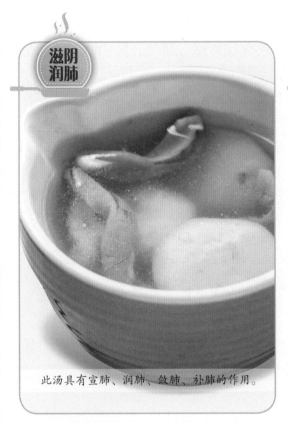

滋阴润肺

此汤具有宣肺、润肺、敛肺、补肺的作用。

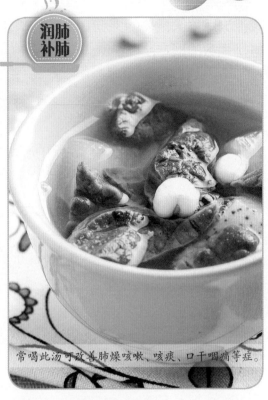

润肺补肺

常喝此汤可改善肺燥咳嗽、咳痰、口干咽痛等症。

荸荠猪肚汤

食疗功效
- 生津润燥
- 清热化痰
- 健脾和胃

　　猪肚 200 克，荸荠 10 个，料酒、盐各适量。猪肚洗净，切块；荸荠用小刀削去表皮，洗净，入开水锅焯烫。猪肚、荸荠一同放入砂锅中，加清水和料酒，大火煮沸，转小火熬煮熟烂，最后加盐即可。

川贝雪梨猪肺汤

食疗功效
- 滋润肺燥
- 清热化痰
- 止咳生津
- 润肠通便

　　猪肺半个，川贝母、梨、盐各适量。将猪肺切厚片，洗净后余烫 5 分钟；梨洗净，连皮切块；川贝母洗净。猪肺片、川贝母、梨块放入锅内，煲 40 分钟，加盐调味即可。

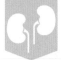

养好肾，身强体健

《黄帝内经》云："夫精者，身之本也。"肾精不仅能决定先天身体状况，也能决定后天身体的强弱、寿命的长短。不仅是肾精，肾气、肾中阴阳也都是维持生命的根本所在。

肾为"先天之本"

中医认为"肾藏精"。肾中所藏的精，来自于父母，所以称肾为"先天之本"。生命由先天之精所孕，靠后天之精源源不断地进行补充。肾不仅会影响生殖功能，也会影响人体的生长发育。

易伤肾的不良生活习惯

肾对于身体非常重要。日常生活中的一些不良行为或习惯，如小病滥用药物、饮食过咸、饮水过少、憋尿、常喝啤酒、长期熬夜、作息紊乱、嗜饮碳酸饮料等，都会损伤肾脏。所以，要想养好肾，就要戒掉这些不良习惯。

⏰ 17：00—19：00

肾经当令，宜在此时间段拍打肾经，可重点刺激**涌泉穴**，以穴位处有**酸胀感**为宜。

肾脏不好的典型特征

> **齿不坚，易患骨质疏松。**精藏于肾可以生髓，髓能养骨。如果肾精不足，骨髓空虚，骨骼失养，则牙齿不坚固，易患骨质疏松。

> **尿频，尿量少。**有些人总想小便，可是每次尿量又特别少，即为尿频。原因在于肾气不足，需要补肾气。

> **手脚冰凉，易腹泻。**肾阳不足，容易出现寒凉症状，手脚是肢体的末端，阳气不足时，症状尤其明显。阳气不足的人，还容易腹泻，尤其是在天将明时，中医里将其称为"五更泻"。

> **腰痛，腰酸。**肾脏位于人体脊柱两侧腰部。如果出现了腰痛或腰酸，排除肌肉组织劳损、骨骼疾病，有可能是肾脏出了问题。

> **五心烦热。**中医认为，肾主"五心"。所谓的"五心"即两个手心、脚心，加上心脏。有些人手心、脚心总是发热，并且烦躁不安，这多与肾阴不足有关。

黑色、咸味食物可补肾养肾

中医认为，黑色入肾，一些黑色食物可以起到补肾养肾的作用。这是因为黑色食物中含有丰富的黑色素，可清除人体内的自由基，改善肾功能。常见黑色食物有黑米、黑豆、黑枣、黑芝麻等。咸为至阴之味，与肾脏相通，具有软坚散结、滋补阴血、加强身体代谢的功能。

▽ 黑豆

具有补肾强身、滋阴明目的作用。

性平，味甘，归脾经、肾经。黑豆被誉为"肾之谷"，还有活血利水、解毒的作用，可缓解肾虚腰痛、肾虚水肿、潮热盗汗等症状。容易腹胀者应少食。

▽ 桑葚

具有滋补肾阴、生津润燥的作用。

性寒，味甘、酸，归心经、肝经、肾经。桑葚具有滋阴补血、生津润燥的作用，可改善肾虚引起的腰膝酸软、须发早白、头晕耳鸣等症状。

▽ 黑米

具有开胃益中、滋阴补肾的作用。

性平，味甘，归脾经、胃经。黑米富含铁、锌等矿物质，多吃黑米可帮助补血。女性产后经常吃黑米有利于身体的恢复。

▽ 黑芝麻

具有补肝肾、滋五脏、益精血的作用。

性平，味甘，归肝经、肾经、大肠经。黑芝麻可药食两用，具有润肠燥、补钙、乌发润发、养颜润肤、抗衰老等保健功效。

▽ 海参

具有补肾益精、温补肾阳的作用。

性温，味甘、咸，归心经、脾经、肺经、肾经。用海参做药膳，可以改善肾虚导致的阳痿、早泄、虚弱劳怯等症。

▽ 乌鸡

具有补肝肾、益气血的作用。

性平，味甘，归肝经、肾经。乌鸡是补虚劳、养身体的佳品。食用乌鸡，可强筋健骨，有助于防治骨质疏松。

固肾益精食疗方

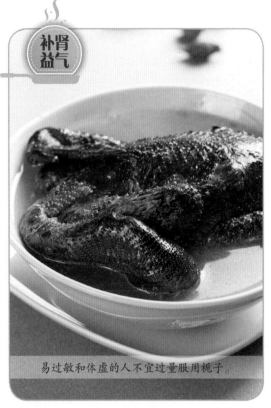

补肾益气

易过敏和体虚的人不宜过量服用栀子。

何首乌栀子煲乌鸡

食疗功效	■ 滋补肝肾	■ 养心安神
	■ 滋阴养血	■ 乌发强身

　　乌鸡1只，何首乌15克，栀子10克，葱花、姜片、盐各适量。将乌鸡宰杀，去毛和内脏，洗净，放于大砂锅内（为了更好地入味，也可以将乌鸡切块）；将何首乌、栀子用纱布包扎好，一起放入砂锅内。锅中加水及盐、葱花、姜片，小火煲至鸡肉熟烂，取出纱布袋，饮汤食肉即可。

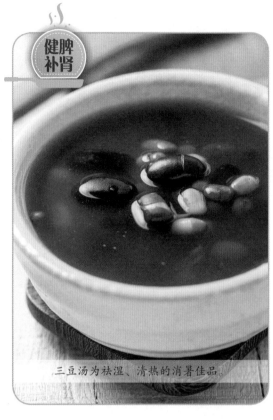

健脾补肾

三豆汤为祛湿、清热的消暑佳品。

三豆汤

食疗功效	■ 补益气血	■ 补肾益精
	■ 清热解毒	■ 利尿消肿

　　绿豆、赤小豆、黑豆各10克，冰糖适量。食材洗净，用冷水泡30分钟后放入锅内，加适量水，小火焖煮40分钟左右。待豆香溢出，豆质变软后，加入冰糖稍煮即可。

黑枣能够益气补血，提高机体免疫力，熬粥或煲汤时可适量加入，对身体有益。

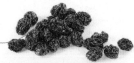

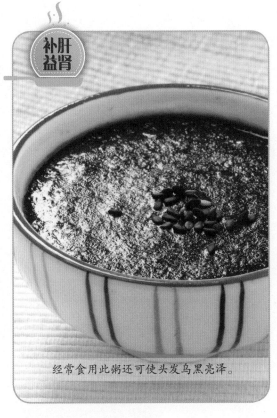

补肝益肾

经常食用此粥还可使头发乌黑亮泽。

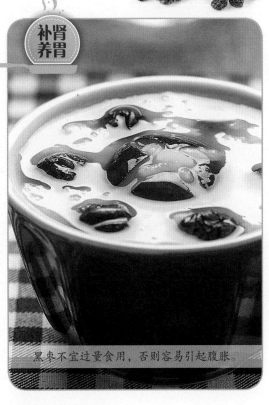

补肾养胃

黑枣不宜过量食用，否则容易引起腹胀。

桑葚黑芝麻米糊

食疗功效
- 补肝益肾
- 补血滋阴
- 生津止渴
- 润肠通便

桑葚200克，黑芝麻50克，黑米100克。将桑葚、黑芝麻、黑米分别洗净，放入搅拌机中打成米糊，再将米糊放入锅中，加适量水，开火煮至米糊熟，再撒入适量黑芝麻即可。

香菇黑枣粥

食疗功效
- 补肾养胃
- 健脾补虚
- 排毒养颜
- 补气养血

香菇20克，黑枣15克，大米100克，盐适量。香菇洗净，划"十"字刀，黑枣和大米洗净。将所有食材放入锅中，加适量水，同煮成粥，最后加盐调味即可。

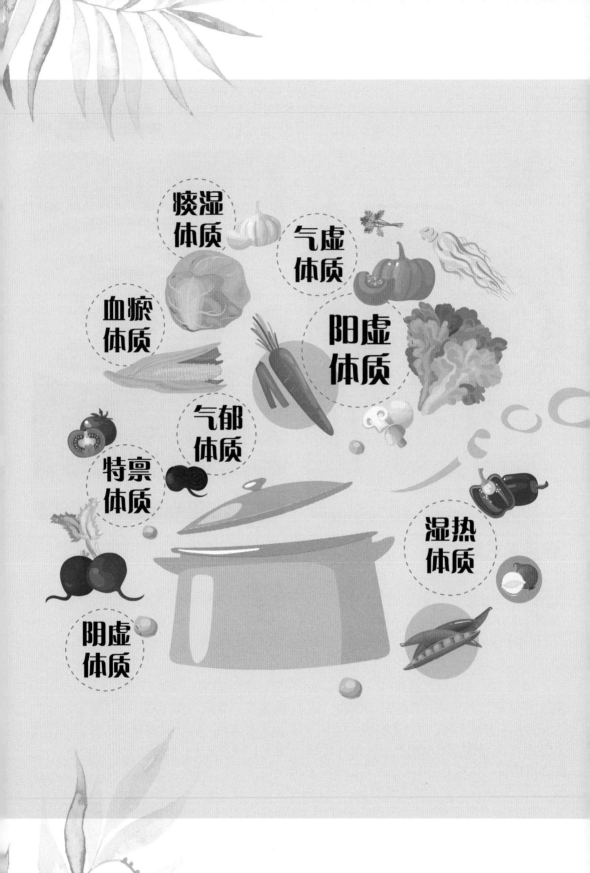

痰湿
体质

气虚
体质

血瘀
体质

阳虚
体质

气郁
体质

特禀
体质

湿热
体质

阴虚
体质

第四章

因人而养，
吃出平和好体质

生活中，因遗传、环境及生活习惯的不同，人们身体的寒热、虚实、阴阳、燥湿等特征也各有不同，这就形成了不同的体质。人的体质分为气虚体质、阳虚体质、阴虚体质、湿热体质、痰湿体质、血瘀体质、气郁体质、特禀体质与平和体质。前8种体质都属于偏颇体质，体质出现了偏颇，疾病也就随之而来。因此，在食疗养生之前要先分清体质，根据不同体质类型选择相应的调理方法和食疗方，体质增强了，身体才不容易生病。

气虚体质，宜补中益气

气虚体质是元气不足的体质类型，以气息低弱、脏腑功能低下为主要特征。中医所讲的"气"，指的是与人的健康息息相关、人体离不开的一种基本物质，有着推动、固摄、温煦、防御和气化的作用。

看症状，辨气虚体质

气虚的人多虚胖或偏瘦、气短懒言、精神不振，还可能有容易疲劳、爱出汗、头晕、健忘等症状。有些人没事老爱叹气，并不是因为悲观，而是因为气不足，体内的气提升不上来，只能用大口叹气的方式努力提气来缓解。大家可以根据气虚体质的主要症状表现，辨别自己是不是气虚体质。

气虚体质的表现

诊断方法	具体表现
看肤色	○ 多面色苍白而欠光泽，口唇色淡 ○ 常面露倦容，与同龄人相比面部肌肤松弛，劳累后尤为明显 ○ 中年以后，眉眼之间或略显凹陷，或早生皱纹
看舌头	○ 舌体表面的水分比较多，舌体胖大 ○ 胖大的舌头在牙齿的挤压下，舌边会有齿痕 ○ 舌色浅，舌苔薄白
看二便	○ 二便无力 ○ 大便排不干净
察体感	○ 容易感觉疲惫，提不起精神，爱出虚汗，动则气短，抵抗力差，易感冒 ○ 手上绵软无力，手指、手掌肌肉不饱满且弹性差 ○ 口中无味，食欲缺乏，饮食喜欢重口味

气虚体质这样做，气血充足有精神

气虚体质的形成有些是因为先天禀赋不足，有些是因为脾肺不足。另外，熬夜、纵欲、久卧等也会伤到气导致气虚，所以生活上要改掉这些不良习惯，规律作息，适度运动。

对于气虚体质者，饮食上要吃一些性质偏温的，可以补益肺气、心气、脾气的食物，有助于改善或缓解气虚的症状。锻炼要坚持低强度、多次数、循序渐进的原则，不宜做大负荷、出大汗的运动，可以选择慢跑、健走等运动加强心肺的功能。可用艾灸温补益气，也可按摩足三里穴、太渊穴、膻中穴、三阴交穴、涌泉穴等健脾补气。

饮食宜忌 ⚠

宜吃食物

小米、糯米、莜麦、菜花、胡萝卜、香菇、鸡肉、牛肉、鳝鱼、鳜鱼、大豆、白扁豆、山药、红薯、大枣、桂圆、板栗、樱桃、葡萄等。

慎吃食物

薄荷、山楂、辣椒、肥肉、黄瓜、白萝卜以及冰水、冰可乐等冷饮。

自汗

四肢倦怠

面色苍白

呼吸短浅

舌淡苔薄

30~60 分钟缓慢散步，可起到**补气养气、强身健体**的作用。

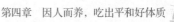

补气食疗方

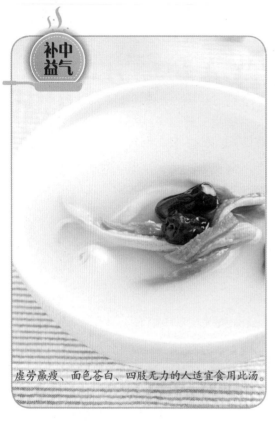

补中益气

虚劳羸瘦、面色苍白、四肢无力的人适宜食用此汤。

莲子猪肚汤

食疗功效 ■ 健脾补肾　■ 滋阴补阳　■ 补中益气　■ 养心安神

　　猪肚 1 副，大枣 6 颗，莲子 50 克，盐适量。莲子用温水浸泡 1 小时；用盐揉搓猪肚，除去黏液，冲洗干净，切条，用开水汆 3 分钟，去血水，捞出洗净；大枣洗净。将猪肚、莲子和大枣一同放入砂锅中，加入适量清水，大火煮沸后转小火煲 2 小时，加盐调味即可。

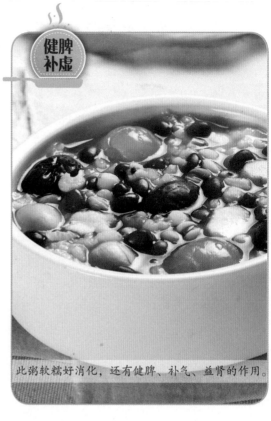

健脾补虚

此粥软糯好消化，还有健脾、补气、益肾的作用。

八宝粥

食疗功效 ■ 健脾补虚　■ 益肾养胃　■ 益气安神

　　大枣 3 颗，山药片、芡实、薏苡仁、白扁豆各 10 克，赤小豆 15 克，桂圆肉 6 克，大米 50 克，莲子适量。将所有食材洗净，倒入锅中，加适量水，用小火熬煮成粥即可。

黄芪对肺气虚以及神疲乏力、气短、少气、懒言、语声低微等一系列因气虚而出现的症状，具有较好的调理效果。

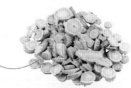

温中益气

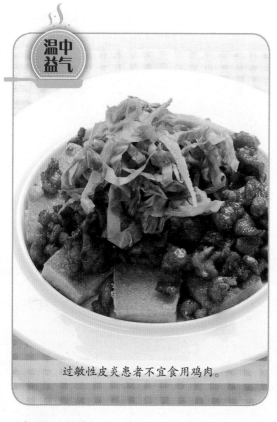

过敏性皮炎患者不宜食用鸡肉。

补益肺气

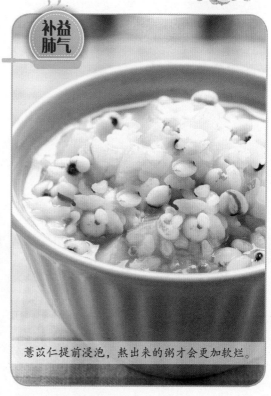

薏苡仁提前浸泡，熬出来的粥才会更加软烂。

鸡蓉豆腐

食疗功效	■ 健脾养胃	■ 补益强身
	■ 降血脂	■ 预防心血管疾病

豆腐200克，鸡肉100克，小油菜丝、火腿丝各30克，淀粉、酱油、盐、油、鸡蛋清各适量。鸡肉剁泥，加入鸡蛋清和淀粉搅成鸡蓉。豆腐先下锅炒好，再放鸡蓉，加酱油、盐翻炒，最后撒上火腿丝、小油菜丝即可。

黄芪山药粥

食疗功效	■ 益气固表	■ 利水消肿
	■ 生津养血	■ 健脾固肾

黄芪、山药各30克，薏苡仁、大米各50克。山药去皮洗净，切小丁。锅置火上，放入黄芪和适量水，烧开后转小火熬煮30分钟，去渣取汁。在黄芪汁中放入薏苡仁、大米，大火烧开后转小火熬煮，再放入山药，待粥煮至烂熟即可。

阳虚体质，宜补虚养阳

阳气有温暖肢体和脏腑的作用。体内阳气不足，不能充分发挥其温煦、激发、推动的作用，身体就会出现虚寒症状，这就是阳虚。阳虚是脏腑功能低下的一种表现。

看症状，辨阳虚体质

阳虚只是怕冷吗？这种说法略显片面。阳虚的人不仅怕冷，还伴有面色苍白、舌胖大、夜尿多等表现，这些都是人体内阳气正在衰减的特征。大家可以根据阳虚体质的主要症状表现，辨别自己是不是阳虚体质。

阳虚体质的表现

诊断方法	具体表现
看肤色	○ 多面色苍白中略带微青，或面色发青、晦暗，以额头和下颌更为明显 ○ 口唇色黯淡、发青，皮肤不温
看舌头	○ 舌体胖大 ○ 舌上津液较多 ○ 舌边有齿痕
看二便	○ 夜尿多、小便清长 ○ 大便溏薄
察体感	○ 怕冷，四肢冰冷，常感疲倦、乏力 ○ 不因天热或运动过后而大量出汗 ○ 常感冒，不容易痊愈

阳虚体质这样做，
全身暖洋洋

　　阳虚体质或由先天禀赋所致，或由于长期不当的生活习惯造成阳气持续损耗所致，如长期服药、贪凉、纵欲、熬夜等。常熬夜的人多见面容憔悴、精神疲惫，这是因为熬夜损伤了阳气。

　　阳虚体质的人，饮食上要多吃一些让身体温暖的食物，如羊肉、牛肉、鸡肉、韭菜、生姜等。身体虚弱的老人可以用冬虫夏草、人参少量多次补养，同时少吃或不吃寒凉的食物。运动可生发阳气，阳虚者要加强锻炼，选择适合自己的运动项目和运动强度，如瑜伽、太极拳、跑步等活动。生活起居有规律，避免受风、寒、湿等外邪侵扰，戒烟酒，舒情志、少烦忧。

饮食宜忌

宜吃食物

高粱、糯米、羊肉、牛肉、鸡肉、草鱼、鲫鱼、韭菜、芥菜、香菜、南瓜、生姜、核桃、松子、腰果、花生、荔枝、桂圆、桃、大枣、核桃、橘子、樱桃等。同时要适当吃些胡萝卜、白菜、芹菜，以免进补过度而上火。

慎吃食物

苦瓜、柿子、西瓜、鸭肉、螃蟹等寒凉食物。

怕冷

全身无力

面色苍白

舌淡胖嫩

手脚冰凉

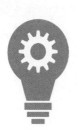

12：00—14：00 太阳较盛，可以在**户外或阳台多晒背部**，补充阳气。

补阳食疗方

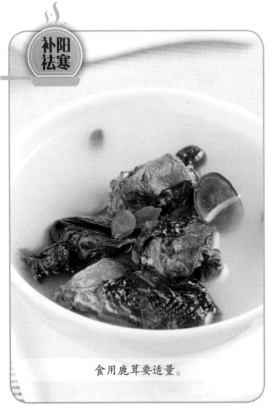

补阳
祛寒

食用鹿茸要适量。

鹿茸枸杞乌鸡汤

| 食疗功效 | ■ 补益肝肾 ■ 强筋健骨 ■ 温补精血 |

　　鹿茸5克，乌鸡1只，枸杞子6克，大枣2颗，姜、盐各适量。乌鸡洗净斩块，开水汆5分钟，去血水捞出洗净；枸杞子、鹿茸分别洗净；大枣洗净去核；姜切片。将上述材料放入瓦罐内，加适量水，隔水炖4小时，加盐调味即可。

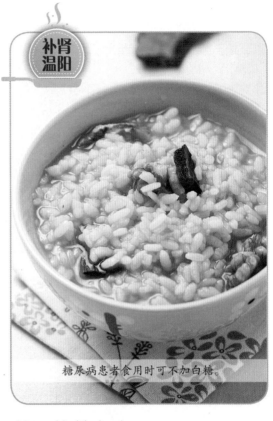

补肾
温阳

糖尿病患者食用时可不加白糖。

锁阳核桃仁粥

| 食疗功效 | ■ 补肾温阳 ■ 健脾补脑 ■ 养血安神 |

　　锁阳、核桃仁各15克，大米100克，白糖适量。锁阳、核桃仁分别洗净；大米淘洗干净。将锁阳、核桃仁和大米一同放入锅内，加适量清水，大火煮沸后转小火煮30分钟，再加入白糖调味即可。

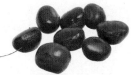

糖尿病或者血糖较高的人群不宜大量食用板栗，不利于血糖控制；减肥人群也不宜过多食用。

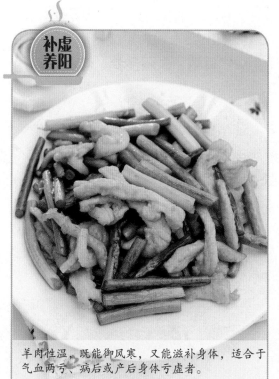

补虚养阳

羊肉性温，既能御风寒，又能滋补身体，适合于气血两亏、病后或产后身体亏虚者。

蒜薹炒羊肉

食疗功效
- 补虚养阳
- 养肝补血
- 温中下气
- 调和脏腑

蒜薹300克，羊肉100克，姜丝、料酒、盐、油、白糖各适量。羊肉洗净，切丝；蒜薹洗净，切段备用。油锅烧热，爆香姜丝，放入羊肉丝煸炒，加入料酒、白糖、盐翻炒至断生盛出。锅中加油，放入蒜薹煸炒片刻，倒入羊肉丝炒拌均匀即可。

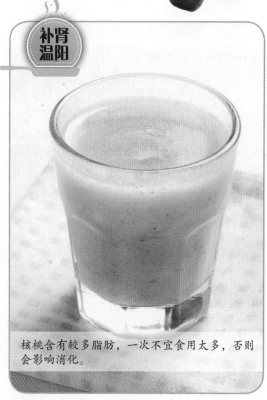

补肾温阳

核桃含有较多脂肪，一次不宜食用太多，否则会影响消化。

核桃板栗饮

食疗功效
- 补肾温阳
- 固精强腰
- 健脑益智
- 抗衰老

板栗10粒，核桃仁50克。板栗剥壳，上锅蒸熟。将蒸熟的板栗和核桃仁放入榨汁机中一起打成泥状，倒入碗内，加适量温开水调匀即可。

阴虚体质，宜滋阴润燥

阴虚体质，是体内精血津液等阴液亏少，滋润、制约阳热的功能减退，阴不制阳，机体失去相应的濡润滋养而致。该体质主要表现为阴虚内热、阴虚阳亢等干燥不润的症状，如面色潮红、盗汗、头晕耳鸣、失眠多梦、健忘等。

看症状，辨阴虚体质

阴虚体质的人比较明显的特点就是"五心烦热"，说的就是两个手心、两个脚心和胸中经常发热。有的人手中要时常握着冷物，还有人睡觉的时候必须把双脚放在外面，否则就燥热难安，这就是典型的"五心烦热"。大家可以根据阴虚体质的主要症状表现，辨别自己是不是阴虚体质。

阴虚体质的表现

诊断方法	具体表现
看肤色	○ 多脸形偏瘦，肤质较干，油脂分泌较少 ○ 有时面色微红，多见于两颧之处出现娇嫩、浅淡的红色 ○ 内眼角处多见红血丝，口唇偏干、易脱皮、干裂，或口唇颜色鲜红 ○ 面部易出现小而浅淡、稀疏的痤疮，多分布在两眉及颧部；也可见浅淡的黄褐斑
看舌头	○ 舌头瘦小，舌面有裂纹 ○ 舌红少津、少苔
看二便	○ 小便量少、色黄 ○ 大便干结
察体感	○ 怕热，常感五心烦热，烦躁不安，影响睡眠，入睡后出汗较多 ○ 常感觉口渴，饮后不解渴，口腔溃疡反复发作

阴虚体质这样做，
下火不怕热

阴虚体质的成因有先天因素与后天因素。先天因素是遗传，而后天因素则包括燥邪侵袭、过食温燥食物、房事不节、作息时间不规律、情志长期不舒等。

阴虚体质者的饮食原则应以补阴清热、滋养肝肾为主，宜食甘凉滋润、生津养阴以及富含膳食纤维和维生素的食物，忌吃辛辣刺激、煎炸爆炒以及脂肪、糖类含量过高的食物；中药可以选择海参、百合、麦冬、天门冬、女贞子、石斛、玉竹、枸杞子、五味子等。中医认为，静能安神，静能生阴。因此，阴虚体质之人适合静养，可选择运动量较小、动作较轻柔的运动，如太极拳、瑜伽等。另外，也可选择按摩为主，刮痧为辅的中医调理疗法。

口渴

口腔溃疡

大便秘结

易上火

五心烦热

爱出汗

 **13：00—14：00** 应适当**午休**，宜休息**30分钟**左右，可保持精力。

滋阴食疗方

滋阴
养胃

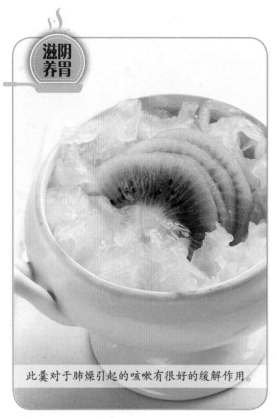

此羹对于肺燥引起的咳嗽有很好的缓解作用。

生津
补肾

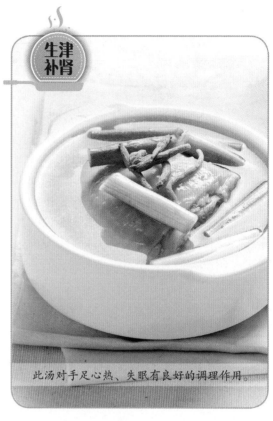

此汤对手足心热、失眠有良好的调理作用。

银耳猕猴桃羹

食疗功效
- 滋阴润肺
- 清热止咳
- 养胃生津
- 增强免疫力

水发银耳50克，猕猴桃1个，冰糖适量。猕猴桃洗净，去皮切片。水发银耳去蒂，洗净撕片，放于锅内，加适量水，煮至银耳熟。锅内加入猕猴桃片、冰糖，煮沸出锅即可。

太子参老鸭汤

食疗功效
- 滋阴补肾
- 健脾补肺
- 益气生津
- 益智宁神

太子参20克，枸杞子15克，桂圆肉10克，老鸭半只，蒜薹、生姜、盐各适量。所有食材分别洗净，药材稍浸泡后放入纱布袋中；老鸭可去皮，去脏杂，切块；生姜切片，蒜薹切段。除蒜薹外，一起下炖盅，加入适量水，加盖隔水炖约2.5小时，再加蒜薹炖3分钟。进饮时取出纱布袋加盐即可。

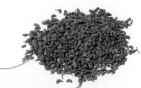

女贞子不能同时与油腻、辛辣的食物一起吃，并且最好在饭后服用。

滋阴补肾

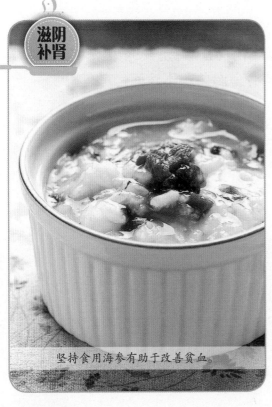

坚持食用海参有助于改善贫血。

滋阴补虚

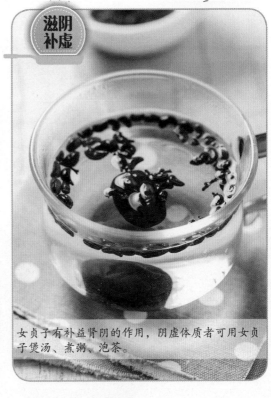

女贞子有补益肾阴的作用，阴虚体质者可用女贞子煲汤、煮粥、泡茶。

海参粥

食疗功效
- 滋阴养血
- 清虚火
- 健脾养胃
- 补肾益精

　　海参15克，大米60克，葱花、姜末、枸杞子、盐各适量。海参用温水泡发后切成小块，大米洗净，一同放入锅中，再加入葱花、姜末、枸杞子及适量水熬成粥，加盐调味即可。

女贞子大枣茶

食疗功效
- 补虚益气
- 养血安神
- 补肝阴、肾阴
- 乌须明目

　　女贞子10克，大枣3颗。女贞子和大枣分别洗净，放入水杯中，用适量开水冲泡即可。

湿热体质，宜祛湿除热

湿热体质现在较为常见，是指湿与热同时存在的一种体质。湿，有外湿和内湿的区分。外湿与气候潮湿、涉水淋雨或居室潮湿有关；内湿常与脾虚有关。内湿与外湿既独立又关联。所谓热，则是一种热象。湿热体质的出现与夏秋季节天热湿重，或身体本身有湿久留不除而化热有关。

看症状，辨湿热体质

湿热体质以面垢油光、口苦口臭、身重困倦、易生粉刺痤疮为主要表现。湿热阻滞于肌表易患湿疹、脂溢性皮炎或脱发。湿热阻滞中焦会出现黄疸，湿热下注会影响到膀胱和生殖系统。尽早调理好湿热体质，可以避免此类疾病的发生。大家可以根据湿热体质的主要症状表现，辨别自己是不是湿热体质。

湿热体质的表现

诊断方法	具体表现
看肤色	O 面垢油光，多有痤疮粉刺 O 即使没有熬夜，双眼仍然布满了红血丝
看舌头	O 舌质偏红 O 舌苔黄腻
看二便	O 小便短赤 O 大便燥结或黏滞
察体感	O 体态偏胖或偏瘦，常感口干口苦、食欲差 O 天气炎热时感觉胸闷甚至疼痛 O 心烦懈怠、身重困倦，不能耐受湿热环境，肢体沉重，发热感多在午后明显，且不因出汗而减轻 O 男性易阴囊潮湿，女性易带下量多

湿热体质这样做，
身轻体健不长痘

　　湿热体质可因先天禀赋造成，也可由后天因素引起，如嗜烟酒、常熬夜、滋补过度、肝郁气滞等。另外，长期生活在湿热环境中也会形成湿热体质。

　　湿热体质的人应养成良好的饮食习惯，可多吃祛湿除热、清利化湿的食物。中药调理时，要分湿重还是热重，湿重以化湿为主，可选用六一散、三仁汤、平胃散等；热重以清热为主，可选用连朴饮、茵陈蒿汤。可做一些高强度、大活动量的运动来清热除湿，如长跑、游泳、爬山、球类运动、武术等。此外，湿热体质的人可选用拔罐、刮痧等方法振奋阳气、健脾祛湿。

饮食宜忌

宜吃食物

薏苡仁、绿豆、白扁豆、丝瓜、冬瓜、莲藕、紫菜、海带等清热祛湿的食物。如果身体不适需要化湿或清热，也可对症服用相应中药，如湿疹、疔疮用野菊花、紫花地丁、苦参等；关节肿痛用桂枝、忍冬藤、桑枝等；腹泻、痢疾用白头翁、地榆、车前子等。

慎吃食物

花椒、大蒜、辣椒、八角、肥肉、巧克力、油炸类食物、白酒、可乐、雪碧。

食欲差

四肢沉重

心烦懈怠

发热

舌苔黄腻

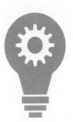

六字诀养生法中的"**呼**""**嘻**"字诀，有**健脾清热**的作用，可经常操练。

清热利湿食疗方

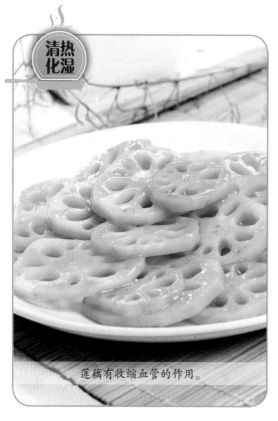

清热
化湿

莲藕有收缩血管的作用。

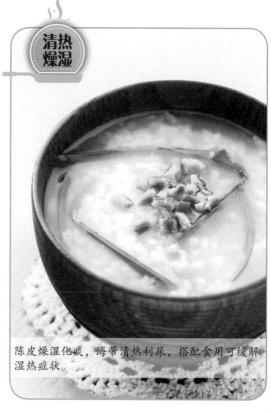

清热
燥湿

陈皮燥湿化痰，海带清热利尿，搭配食用可缓解湿热症状。

橙香莲藕

食疗功效	■ 凉血化湿	■ 清热降逆
	■ 健脾益胃	■ 润燥养阴

　　橙汁200毫升，莲藕200克，白糖适量。将莲藕洗净后切成片。锅内加水，大火烧沸后放入藕片，煮熟，过凉水，捞出装盘。将橙汁及白糖拌匀，浇在装盘的藕片上，待橙汁渗透藕片即可。

陈皮海带粥

食疗功效	■ 清热利水	■ 燥湿化痰
	■ 理气和中	■ 安神健脾

　　大米100克，海带、陈皮、盐各适量。将海带泡软，洗净，切成丝；陈皮洗净，切成碎末。大米洗净，放入锅内，加适量水，煮沸后，加入陈皮末、海带丝，用小火煮至粥黏稠，加盐调味即可。

有胃寒、胃肠不适、胃炎的人
不宜食用荸荠。

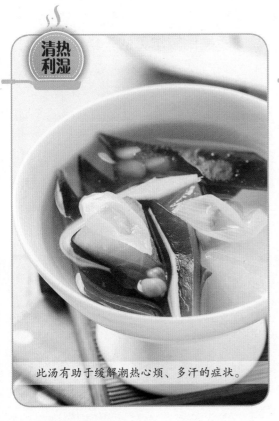

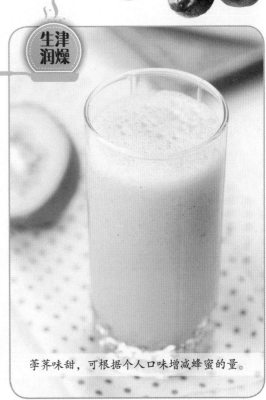

清热利湿

生津润燥

此汤有助于缓解潮热心烦、多汗的症状。

荸荠味甜，可根据个人口味增减蜂蜜的量。

冬瓜海带绿豆汤

荸荠芹菜汁

食疗功效
- 清热利湿
- 凉血解毒
- 降逆止呕
- 祛火消暑

食疗功效
- 清热化痰
- 生津润燥
- 利尿通便
- 降脂降压

去皮冬瓜30克，绿豆15克，海带10克，葱白、盐各适量。将除盐之外的所有食材放入锅中，加适量水，大火烧开，转小火熬煮至材料熟透，再加盐调味即可。

荸荠10个，芹菜100克，蜂蜜适量。荸荠去皮，芹菜切段，洗净后一同放入榨汁机中榨汁，加适量蜂蜜调味即可。

痰湿体质，宜化痰祛湿

人体脏腑阴阳失调、气血津液运化失调，水湿停聚，聚湿成痰，痰湿内蕴，这种体质状态就是痰湿体质。痰湿体质是比较常见的一种体质类型，多见于肥胖人群。

看症状，辨痰湿体质

痰湿体质常表现为体形肥胖、腹部肥满、胸闷、痰多、容易困倦、身重不爽。常随痰湿留滞部位不同而出现不同的症状，如易患消渴、脑卒中等，对梅雨等湿重环境适应能力差。大家可以根据痰湿体质的主要症状表现，辨别自己是不是痰湿体质。

痰湿体质的表现

诊断方法	具体表现
看肤色	O 面部皮肤比较油腻，头发也容易出油 O 面色晦暗、发黄，眼泡水肿 O 容易脱发
看舌头	O 舌头胖大，两边有齿痕 O 舌苔白腻
看二便	O 大便发黏，容易粘马桶 O 小便浑浊
察体感	O 胖得很不均匀，尤其是腹部很胖 O 不太喜欢喝水，喝水容易腹胀 O 经常咳嗽、气喘、胸闷，并且痰多 O 嗜睡，炎热的午后，总觉得头脑昏沉、身体沉重 O 特别容易出汗，每到夏季自觉难熬，还容易生病

痰湿体质这样做，
轻松消除大肚腩

　　形成痰湿体质的主要原因是体内湿邪无法代谢。暴饮暴食、受凉受寒、嗜酒、熬夜，都会使脾胃、肝脏受损，从而形成痰湿。

　　痰湿体质的人饮食方面可多吃化痰祛湿、健脾的食物，体形肥胖者应忌食肥甘厚味、滋补油腻以及酸涩苦寒之物。中药方面，伴有咳嗽痰多的症状，用二陈汤来调理；伴有头痛眩晕的症状，用半夏白术天麻汤来调理。运动方面，老年痰湿体质者可做一些缓和的运动，如散步、快走；年轻人可打球、游泳等。另外，还可选择中医理疗法，比如按摩脾俞穴、足三里穴、气海穴可健脾益气，按摩水分穴、丰隆穴、阴陵泉穴利湿化痰效果较好。

饮食宜忌 ⚠

宜吃食物

燕麦、薏苡仁、赤小豆、绿豆、白扁豆、冬瓜、鲫鱼等。若经常咳嗽咳痰，可食用川贝、蜂蜜、苹果等以润肺化痰；若形体肥胖，可食用荷叶、山楂、小米等食物健脾化湿。

慎吃食物

梅子、李子、甲鱼、果脯、糕点、烧烤、肥肉等。

胖大齿痕舌

眼泡水肿

皮肤油腻

腹部肥胖

嗜睡

14：00—16：00 阳气较盛，可在此时段进行**低强度的体育锻炼**，发散湿气。

化痰祛湿食疗方

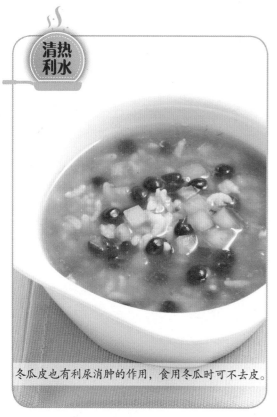

清热利水

冬瓜皮也有利尿消肿的作用，食用冬瓜时可不去皮。

冬瓜赤小豆粥

食疗功效
- 利水消肿
- 清热解毒
- 止渴除烦

　　冬瓜 100 克，赤小豆 30 克，大米 60 克。冬瓜洗净，去皮切小块；赤小豆和大米淘洗干净。先将赤小豆放入锅中，加水煮熟后，再放入冬瓜块、大米煮成粥即可。

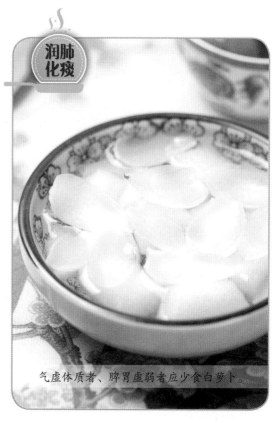

润肺化痰

气虚体质者、脾胃虚弱者应少食白萝卜。

百合炖萝卜

食疗功效
- 润肺除痰
- 利尿通便
- 清心安神

　　百合、白萝卜各 30 克。百合洗净；白萝卜去皮切小块，洗净。白萝卜放入锅中，加适量水，煮熟后，放入百合稍煮即可。

痛风以及慢性肾功能不全的患者需少食白扁豆。

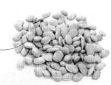

祛湿润燥

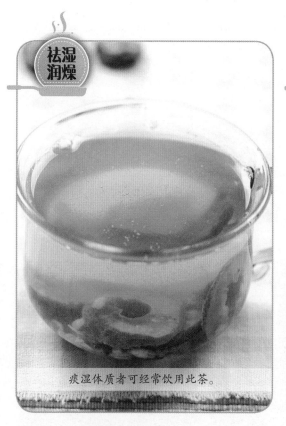

痰湿体质者可经常饮用此茶。

健脾祛湿

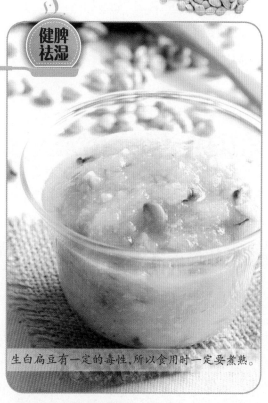

生白扁豆有一定的毒性，所以食用时一定要煮熟。

陈皮山楂麦芽茶

食疗功效
- 祛湿润燥
- 理气健脾
- 消食化滞
- 行气散瘀

　　陈皮、山楂、麦芽、冰糖各10克。将陈皮、山楂、麦芽一起放入锅中，加适量水，大火煮开后转小火继续煮20分钟，加入冰糖，小火煮至冰糖溶化即可。

山药白扁豆糊

食疗功效
- 补肾益精
- 利水祛湿
- 健脾益胃
- 降低血糖

　　山药50克，白扁豆、白糖各20克。山药去皮洗净，上锅蒸熟后，研成泥状。白扁豆洗净，放入碗中，加水蒸熟。将山药泥、白扁豆混合，加入白糖拌匀即可。

血瘀体质，宜活血化瘀

脏腑、经络之气运行不畅，无法推动血液流通，就会引起血液运行淤滞。血瘀体质是人体血液溢出经脉外，积存于组织间隙，或血液运行不畅，淤积于经脉或脏腑组织器官之内，从而出现的一种偏颇体质。

看症状，辨血瘀体质

血瘀体质的主要症候是血行迟缓不畅。当血液淤滞于脏腑或经络某一局部时，则发为疼痛，痛有定处，甚至形成肿块。大家可以根据血瘀体质的主要症状表现，辨别自己是不是血瘀体质。

血瘀体质的表现

诊断方法	具体表现
看肤色	○ 面色晦暗没有光泽、肤质粗糙，皮肤干燥、有皮屑，甚者如鱼鳞，色素易沉着，易出瘀斑或紫斑 ○ 口唇黯淡、青紫，尤以唇缘较为明显 ○ 眼眶黯淡、发黑，上下眼睑也呈紫黑色，鼻部黯滞，头发易脱落 ○ 指甲高低不平，或者指甲上有条状或点状白色纹路
看舌头	○ 舌质晦暗、发紫 ○ 舌上有瘀斑、瘀点
看二便	○ 大便常常是黑色的
察体感	○ 女性多有小腹疼痛、月经不调、痛经、经闭，经色紫黑有块，或见崩漏 ○ 常伴有胸闷疼痛、痛引肩背、心悸等症状 ○ 天气稍微转凉，就会腰疼或者背疼，偶尔或者经常有针刺般的疼痛感

血瘀体质这样做，气血通畅不长斑

血瘀体质与情绪、饮食、年龄、环境、疾病等诸多因素都有关。

血瘀体质之人饮食上要以活血化瘀为主，忌食肥甘油腻、高胆固醇以及容易引起胀气的食物。中药材可选当归、桃仁、地黄、川芎、红花、牛膝、桔梗等，常用的汤剂药方有血府逐瘀汤、复元活血汤等。运动上应选择一些有益于气血运行的运动项目，如太极拳、五禽戏、舞蹈、慢跑、健身操等。经络调养上，艾灸三阴交穴、足三里穴可活血调经；刮痧膈俞穴、期门穴可理气化瘀；按摩曲池穴、合谷穴、血海穴可通经活络、活血化瘀。

饮食宜忌

宜吃食物

大米、玉米、赤小豆、牛肉、猪肉、鸡肉、洋葱、蘑菇、猴头菇、海带、魔芋、金针菇、荠菜、香菜、胡萝卜、生姜、大蒜、黑木耳。

慎吃食物

甘薯、蚕豆、板栗等易胀气的食物；乌梅、苦瓜、柿子、李子、花生等有涩血作用的食物；咸菜、鱼子、蛋黄、动物内脏、蚕豆、蛋糕、冷饮等。

舌有瘀点

小腹疼痛

皮肤粗糙

口唇青紫

面色晦暗

听 30~60 分钟轻音乐，可使精神愉悦、气血通畅，益于经络运行。

活血化瘀食疗方

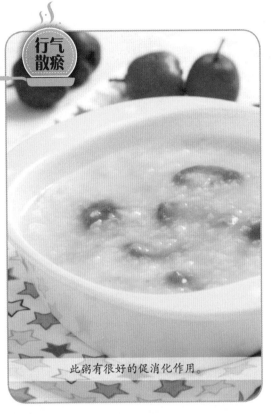

行气
散瘀

此粥有很好的促消化作用。

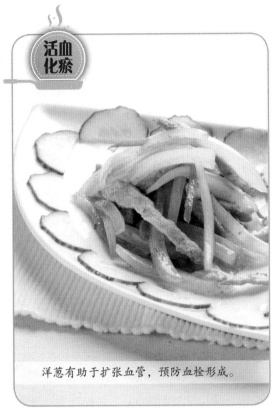

活血
化瘀

洋葱有助于扩张血管，预防血栓形成。

山楂粥

食疗功效	■ 疏肝解郁	■ 消食导滞
	■ 健脾开胃	■ 活血散瘀

　　山楂 10 克，大米 50 克，红糖 30 克。将山楂洗净，和大米、红糖一起放入锅内，加适量水，用大火烧沸，然后转用小火熬煮成粥即可。

洋葱炒羊肉

食疗功效	■ 活血化瘀	■ 温阳化痰

　　羊肉 200 克，洋葱 100 克，姜丝、黄瓜片、盐、油、料酒各适量。羊肉洗净，切丝；洋葱切丝。油锅烧热，放入羊肉丝、姜丝、洋葱丝翻炒，加入盐、料酒，待羊肉熟透后收汁关火，最后用黄瓜片摆盘，盛盘即可。

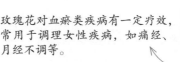

玫瑰花对血瘀类疾病有一定疗效，常用于调理女性疾病，如痛经、月经不调等。

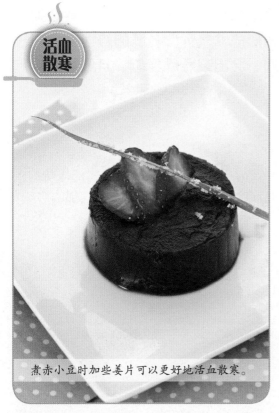

活血
散寒

煮赤小豆时加些姜片可以更好地活血散寒。

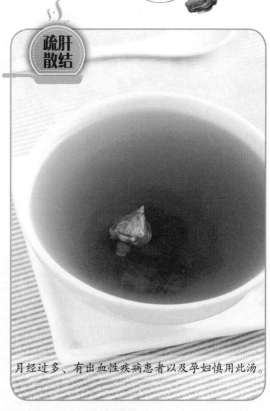

疏肝
散结

月经过多、有出血性疾病患者以及孕妇慎用此汤。

赤小豆红糖泥

食疗功效	■ 化瘀生津	■ 散寒活血
	■ 健脾止痛	■ 排脓散血

赤小豆500克，红糖50克，草莓2颗，油适量。赤小豆淘洗干净，放入锅内，加适量水，大火烧开后转小火焖烂，搅碎成豆沙待用。锅内倒少量油，下入红糖炒至熔化，倒入豆沙，转用中火炒匀即可，摆盘用草莓装扮。

玫瑰花川芎汤

食疗功效	■ 调经活血	■ 疏肝理气
	■ 祛风止痛	■ 开郁燥湿

玫瑰花15克，川芎5克，月季花10克，白糖适量。将玫瑰花、川芎、月季花洗净放入砂锅中，加入适量清水，大火煮沸后转小火煲40分钟，加白糖调味即可。

气郁体质，宜疏肝理气

中医认为，气是人体生命运动的根本和动力，生命活动的维持必须依靠气。当气不能外达而结聚于内时，便形成"气郁"。肝的疏泄功能对于气的升降起着调节作用，肝脏疏泄失调，会出现急躁易怒、月经不调、胸胁胀满等问题。

看症状，辨气郁体质

长期气郁会造成血液循环不畅，容易导致肥胖、慢性妇科疾病，严重影响身体健康。因此，需要及早发现并及时干预。大家可以根据气郁体质的主要症状表现，辨别自己是不是气郁体质。

气郁体质的表现

诊断方法	具体表现
看肤色	○ 面色苍白黯淡或萎黄
看舌头	○ 舌质淡红 ○ 舌苔薄白
看二便	○ 大便干
察体感	○ 性情急躁易怒，易于激动，对精神刺激适应力较弱；面貌忧郁，时常烦闷不乐 ○ 伴有胸胁胀闷疼痛、疼痛走窜不定，经常叹息，喉间有异物感，睡眠差，健忘，痰多，还容易受惊吓 ○ 稍微劳累或受凉就有腰腹胀痛的感觉 ○ 适应能力较差，不耐受阴雨连绵的天气 ○ 女性月经紊乱，总是不准时，月经期间会觉得乳房胀痛

气郁体质这样做，
理气解郁心情好

　　气郁体质因气郁结形成，多由长期忧郁烦闷、心情不舒畅或者是肝失疏泄所致。长期气郁会导致血液循环不畅，继而引发一系列问题。

　　气郁体质者应疏肝理气、调理脾胃。饮食上，多吃一些能行气的食物，忌食辛辣、肥甘厚味以及收敛酸涩之物，以免阻滞气机而致气血不畅。运动上，气郁体质的人应尽量增加户外活动，如跑步、登山、跳绳等，也可多参加群体性的体育运动项目，如打球、跳舞等，以调节心情。情志调养上，气郁体质者要平衡工作和生活，做到劳逸结合，不生气。经络调养上，可按摩太冲穴、膻中穴、期门穴以行气解郁。

饮食宜忌 ⚠

宜吃食物

佛手、橙子、荞麦、韭菜、刀豆、紫苏、薄荷及一些花草茶，如玫瑰花、桂花、薰衣草等。此外，也可搭配香附、柑皮、乌药、柴胡、川楝子、小茴香、青皮、郁金等中药，制作药膳调养。

慎吃食物

乌梅、泡菜、青梅、杨梅、酸枣、李子、柠檬等收敛酸涩之物，还有浓茶、咖啡等饮品。

急躁
易怒

面色
萎黄

孤僻
内向

舌淡
苔白

忧郁

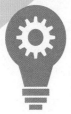

23：00 以后尽量保持入睡状态，睡前可揉搓腰腹上部的胁肋，有助于睡眠。

疏肝理气食疗方

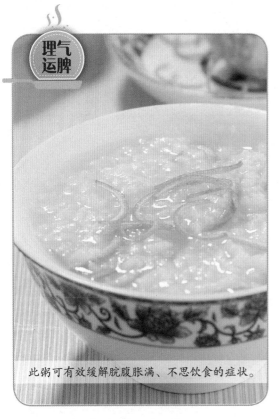

理气运脾

此粥可有效缓解脘腹胀满、不思饮食的症状。

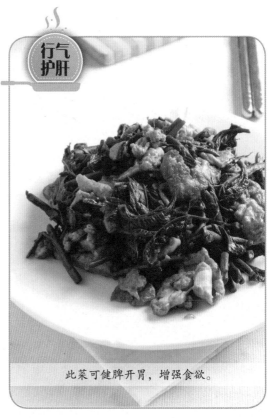

行气护肝

此菜可健脾开胃，增强食欲。

橘皮粥

食疗功效
- 理气运脾
- 清肺化痰
- 健脾除湿
- 生津润喉

橘皮50克，大米100克。橘皮切细丝备用。大米淘洗干净，放入锅内，加水，煮至粥将成时，加入橘皮，再煮10分钟即可。

香椿炒鸡蛋

食疗功效
- 保护肝脏
- 清热利湿
- 滋阴润燥
- 行气理血

香椿100克，鸡蛋2个，盐、油、酱油各适量。香椿洗净，切段，焯水；鸡蛋打散，加酱油，搅拌均匀。油锅烧热，放入蛋液，小火炒成块，再改大火，放入香椿段，加盐翻炒片刻即可。

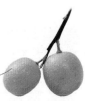

金橘含有丰富的维生素C，能提高机体免疫力。

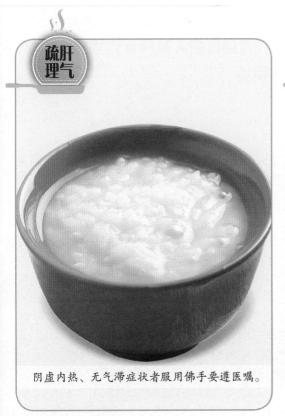

阴虚内热、无气滞症状者服用佛手要遵医嘱。

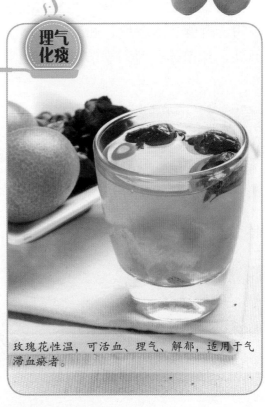

玫瑰花性温，可活血、理气、解郁，适用于气滞血瘀者。

香橼佛手粥

食疗功效 ▪行气健脾 ▪疏肝理气 ▪健胃调中

香橼10克，佛手12克，大米60克。先将香橼、佛手洗净，加入适量清水，煎煮2次，去渣取汁。大米淘洗干净后加入汁液煮成粥即可。

玫瑰金橘饮

食疗功效 ▪疏肝理气 ▪化痰止咳 ▪活血化瘀 ▪健胃止呕

金橘10个，玫瑰花适量。将金橘洗净，切碎，放入锅内，加适量清水，用中火煮约15分钟，再放入玫瑰花稍煮片刻即可。

特禀体质，注意抗过敏

特禀体质者主要表现为机体对某些外界刺激过于敏感，有的是接触如花粉、柳絮、冷空气、油漆等物质引起，有的是摄入某种食物或药物引起。另外，特禀体质者对季节性变化也非常敏感。

看症状，辨特禀体质

特禀体质的人易过敏，情绪容易紧张，不感冒也经常鼻塞、打喷嚏、流鼻涕，容易患哮喘，皮肤常因过敏而出现紫红色瘀点、瘀斑，一抓就红，并出现抓痕，容易腹泻、多汗。大家可以根据特禀体质的主要症状表现，辨别自己是不是特禀体质。

特禀体质的表现

诊断方法	具体表现
看肤色	○ 皮肤容易起荨麻疹，常因过敏出现紫红色瘀点、瘀斑 ○ 吃海鲜、蛋类后脸上常常会出现红血丝 ○ 皮肤一抓就红，并且红一片，眼睛经常红肿、发痒等
看舌头	○ 舌体胖大，舌边有齿痕 ○ 舌质黯淡 ○ 舌苔白厚腻
看二便	○ 大便黏滞不畅或燥结 ○ 小便短黄
察体感	○ 适应外界环境的能力很差，易过敏 ○ 经常无原因的鼻塞、打喷嚏、流鼻涕，容易患哮喘 ○ 容易对药物、食物、气味、花粉过敏 ○ 在炎热的夏天喝一点冷饮就会腹泻

特禀体质这样做，
体质强健不过敏

特禀体质多是先天因素造成的，在所有体质类型中，特禀体质受遗传的影响较大。另外，外界环境也是特禀体质的重要诱发因素，如接触花粉、海鲜时会引发过敏。

特禀体质者饮食宜清淡，应避免食用致敏食物，减少发作机会。特禀体质者不宜经常到户外运动，因此增加室内运动来增强身体素质比较合适，比如游泳、瑜伽等。经络调养方面，拔罐神阙穴，可培元固本，增强抗过敏能力；拔罐大椎穴，可振奋阳气，增强抵抗力；按摩迎香穴，可缓解过敏性鼻炎；按摩印堂穴，可疏通经络；按摩列缺穴，可缓解过敏性咳嗽、哮喘等。

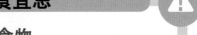

饮食宜忌

宜吃食物
杨梅、苹果、柑橘、柠檬、黑米。

慎吃食物
辣椒、胡椒、酒、冰激凌、牛肉、鹅肉、鲤鱼、蛤蜊、田螺、牡蛎、鲍鱼、虾、螃蟹、乌贼骨、海参、白扁豆、牛奶、大豆、花生等，饮食的禁忌要根据具体过敏原而定。

腹泻

舌胖苔腻

爱打喷嚏

易过敏

小便短黄

5：00—7：00 大肠经当令，可在此时**刺激肺经、大肠经**，有助于防过敏。

抗过敏食疗方

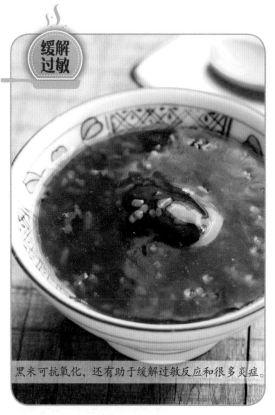

缓解过敏

黑米可抗氧化，还有助于缓解过敏反应和很多炎症。

黑米大枣粥

食疗功效
- 缓解过敏
- 滋阴补肾
- 健脾暖胃
- 益气活血

黑米 100 克，大枣、白糖各适量。大枣、黑米分别洗净，放入锅中，加适量水，大火煮沸后转小火煮 20 分钟，最后放白糖即可。

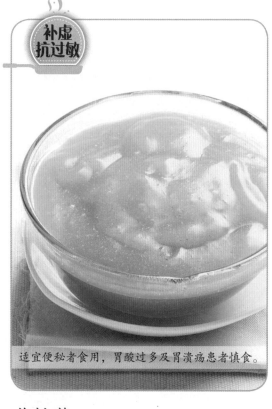

补虚抗过敏

适宜便秘者食用，胃酸过多及胃溃疡患者慎食。

薯粉羹

食疗功效
- 补中益气
- 健脾益胃
- 通肠通便
- 抗过敏

红薯淀粉 200 克，白糖适量。在红薯淀粉中加少量凉开水调匀，再加适量沸水，加白糖调匀后，上锅蒸熟即可。

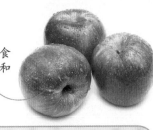

苹果味甘，特禀体质者食用后能益气固表、健脾和胃、提高免疫力。

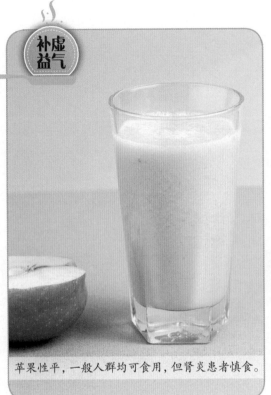

补虚益气

苹果性平，一般人群均可食用，但肾炎患者慎食。

苹果酸奶

食疗功效
- 补虚益气
- 润肠降脂
- 活血化瘀
- 敛肺止咳

苹果1个，酸奶200毫升，盐、蜂蜜各适量。苹果用盐水浸泡，冲洗干净，连皮切块，放入榨汁机中打成汁。取苹果汁与酸奶、蜂蜜混合，搅拌均匀即可。

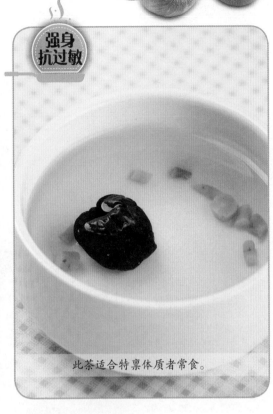

强身抗过敏

此茶适合特禀体质者常食。

冰糖党参枣茶

食疗功效
- 滋阴润肺
- 抗过敏
- 补血益气
- 增强抵抗力

党参10克，大枣、冰糖各15克。党参、大枣分别洗净。二者放入锅中，加适量水，以小火加热至沸腾，续煮10分钟，再加入冰糖搅拌至溶解后熄火，凉温即可饮用。

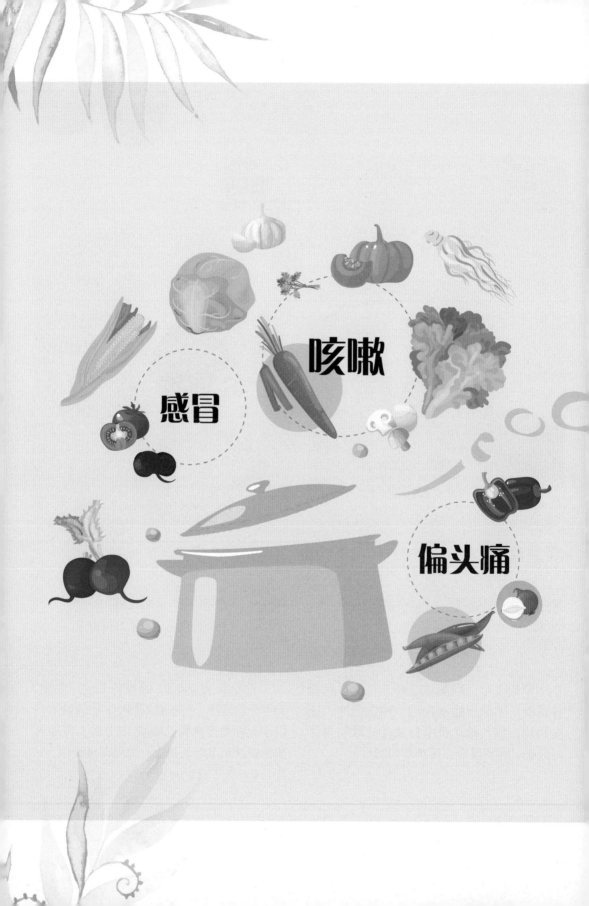

感冒

咳嗽

偏头痛

第五章

对症食疗，
摆脱疾病的困扰

　　身体出问题后，不管是常见的咳嗽、鼻塞，还是一些比较严重的疾病，都会伴随一定程度的不适。选取一些药食两用的食物或将中药与食物相配，就能做到药借食味、食助药性，变"良药苦口"为"良药可口"。本章精选一些常见疾病的对症食疗方，详细介绍了做法和功效，在家就能照着做，方便实用。

消化系统疾病

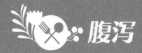 腹泻

　　腹泻，中医称为"泄泻"，是指由外邪侵袭，或饮食所伤，或情志失调，或脾胃虚弱，或脾肾阳虚等原因引起的以排便次数增多、粪便稀溏，甚至泄如水样为主症的疾病。腹泻常伴有排便急迫感、肛门不适、失禁等症状。

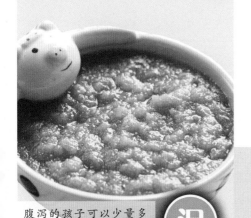

腹泻的孩子可以少量多次食用。

泥
涩肠止泻

苹果泥

　　苹果1个，去皮、去核，切成薄片，放入碗内，隔水蒸30分钟；待苹果软烂后，用勺子压碎，稍凉后即可食用。

〔食疗功效〕 苹果含有丰富的矿物质和多种维生素，常吃有助于和胃生津、涩肠止泻，可缓解消化不良引起的腹泻。

山药藕粉糊

　　山药10克，藕粉25克，白糖适量。山药去皮，切成小块，上蒸锅大火蒸至筷子能轻松插入，加入白糖后用小勺压成泥。藕粉加入适量温开水搅匀，再倒入开水冲成糊，加入山药泥搅匀即可。

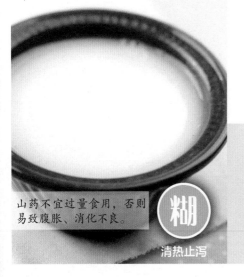

山药不宜过量食用，否则易致腹胀、消化不良。

糊
清热止泻

〔食疗功效〕 藕粉除含淀粉、葡萄糖、蛋白质外，还含有钙、铁、磷及多种维生素，有助于补五脏、和脾胃、益气补血。而山药有助于缓解脾虚食少、久泻不止等症状。此糊可清热止泻，适用于腹泻患者。

饮食调理

腹泻时机体的消化功能会下降，可按照腹泻情况选择不同的进食方式。腹泻早期宜进食清淡流食，如米汤；腹泻好转后可供给低脂少渣、细软易消化的清淡半流质饮食或软食，如清面汤、苹果泥等，少食多餐，以利于消化。腹泻期间不宜吃生冷、油炸、生硬、刺激性食物，以免增加胃肠道负担，加重胃肠功能紊乱。

榛子大米粥

榛子 30 克，大米 50 克。将榛子水浸去皮，磨碎，滤取其浆汁，将榛子汁和大米共煮成粥。

食疗功效 榛子有一种天然的香气，具有开胃的作用，丰富的膳食纤维还可助消化。此粥具有益气力、宽胃肠、温中止泻的作用，适用于脾胃气弱、腹泻等症。

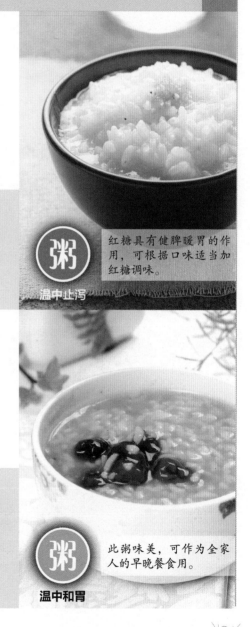

粥

红糖具有健脾暖胃的作用，可根据口味适当加红糖调味。

温中止泻

陈皮大枣粥

陈皮 5 克，大枣 5 颗，大米 50 克。大米淘洗干净，陈皮洗净。先将陈皮用水煎煮，取汁液，在汁液中加入大枣和大米煮成稀粥即可。

食疗功效 大枣和陈皮都是温性的食材，大枣有健脾胃、养血的作用；陈皮不仅能温中和胃，还能理气除胀，二者一起食用效果更佳。此粥能改善消化不良、呕吐、腹泻等症状，适用于寒湿引起的腹泻。

粥

此粥味美，可作为全家人的早晚餐食用。

温中和胃

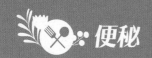

便秘是一种症状，而不是一种疾病，多表现为排便次数明显减少，超过3天1次，无规律，粪质干硬，常伴有排便困难。如果长期便秘会影响肠道消化吸收功能，导致痔疮、排便疼痛、腹压增高、毒素滞留体内等一系列问题。

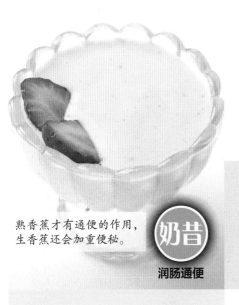

熟香蕉才有通便的作用，生香蕉还会加重便秘。

奶昔

润肠通便

香蕉奶昔

香蕉1根，草莓1颗，酸奶200毫升。香蕉去皮，切成小块，与酸奶一起放入料理杯中，打成糊状，最后加草莓片点缀。

【食疗功效】香蕉肉质软糯，香甜可口，营养丰富，所含有的膳食纤维可刺激大肠的蠕动，使大便通畅。香蕉奶昔有助消化、润肠道的作用，可以缓解便秘症状，还有助于排解忧郁、瘦身减肥。

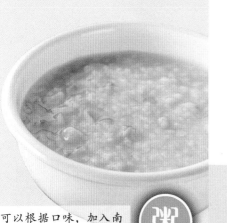

可以根据口味，加入南瓜、大枣、枸杞子等。

粥

养胃通便

燕麦小米粥

燕麦、小米、玉米各30克。将所有材料分别洗净，一同放入锅中，加入适量清水，大火烧开转小火熬30分钟即可。

【食疗功效】燕麦小米粥喝起来清香绵柔，还有安神助眠、降脂降糖、养胃润肺的作用。此粥含有较多的膳食纤维，有利于缓解因摄入膳食纤维少而引起的便秘。

经常性便秘的人，应多吃富含膳食纤维的水果和蔬菜，水果主要有梨、苹果、香蕉、橘子和草莓等，蔬菜有豌豆、西蓝花、芹菜等。同时，还建议食用粗粮，如燕麦、糙米、全麦面包等。此外，日常可食用坚果，其富含油脂，可帮助缓解便秘，包括杏仁、开心果等。

菠萝猕猴桃汁

菠萝1块，猕猴桃1个，盐适量。菠萝去皮，切块，在盐水中浸泡30分钟，捞出；猕猴桃切开两半，用勺挖出果肉，切小块。将切好的菠萝和猕猴桃放入榨汁机中，打成汁后连渣一起倒入杯中即可。

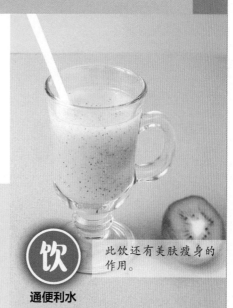

饮
通便利水

此饮还有美肤瘦身的作用。

【食疗功效】菠萝可助消化、利水通便；猕猴桃富含膳食纤维，有助于促进肠道蠕动，缓解便秘。两种水果搭配榨汁可以帮助排便，还能帮助提升人体免疫力。

芦笋薏苡仁粥

芦笋40克，薏苡仁、大米各50克，盐适量。薏苡仁、大米分别洗净；薏苡仁浸泡2小时；芦笋洗净，切成段。锅置火上，放入大米和适量水，大火烧开后转小火，再放入薏苡仁；待粥煮至九成熟时，放入芦笋段煮熟，加盐调味即可。

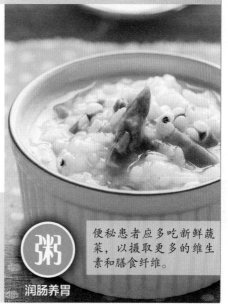

粥
润肠养胃

便秘患者应多吃新鲜蔬菜，以摄取更多的维生素和膳食纤维。

【食疗功效】薏苡仁可清热利水，有助于体内湿气排出；芦笋富含膳食纤维，能改善便秘。此粥有清热利湿、润肠养胃的作用，适合湿热型便秘患者。

慢性胃炎

慢性胃炎指不同病因引起的各种慢性胃黏膜炎性病变，其发病率在各种胃病中居前位。该病多见于急性胃炎之后，胃黏膜病变经久不愈而发展为慢性胃炎，大部分慢性胃炎可逆转。中医认为本病的发生主要与饮食不节、不合理用药、情志失调、感受邪气、脾胃虚弱等因素有关。

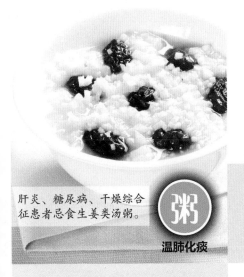

肝炎、糖尿病、干燥综合征患者忌食生姜类汤粥。

粥

温肺化痰

生姜大枣粥

生姜15克，大枣10颗，大米100克。生姜洗净，切末；大米淘洗干净。锅中加入生姜末、大米、大枣，用小火慢熬成粥即可。

[食疗功效] 此粥具有温胃散寒、温肺化痰的作用，适用于伴有呕吐清水、腹痛、腹泻等症的虚寒型慢性胃炎患者。

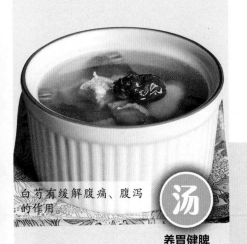

白芍有缓解腹痛、腹泻的作用。

汤

养胃健脾

白芍石斛瘦肉汤

猪瘦肉250克，白芍、铁皮石斛各12克，大枣4颗，盐适量。猪瘦肉切块；白芍、铁皮石斛、大枣（去核）洗净。把处理好的材料一起放入锅内，加适量水，大火煮沸后，小火煮1~2小时，加适量盐调味即可。

[食疗功效] 白芍石斛瘦肉汤具有养胃健脾的作用，可缓解脾胃功能不好所引起的腹痛、腹胀等症状。

慢性胃炎患者的饮食，建议以低脂肪、高铁、高蛋白、富含维生素的食物为主。可进食鸡胸肉、番茄、黄瓜、冬瓜、大米、小米、莲子等食物，而且食物应该加工至细、碎、软、烂为宜。避免摄入过多刺激性强、产气多、富含膳食纤维的食物，如烈酒、咖啡、燕麦、绿豆、白萝卜、蒜苗、茴香等。

白菜豆腐汤

白菜100克，豆腐50克，盐、香油、虾皮各适量。白菜洗净，切段；豆腐切成小块。锅中注入适量清水烧开，放入白菜、豆腐、虾皮煮开。调入盐，淋入香油即可出锅。

【食疗功效】此汤口味清淡，可清洁肠胃、润肠通便、清热润燥，有助于缓解急性胃肠炎引起的腹泻、恶心、腹痛和呕吐等症状。

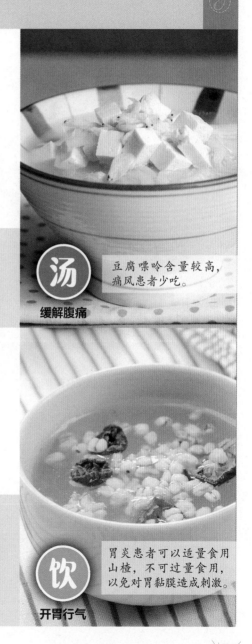

汤
缓解腹痛

豆腐嘌呤含量较高，痛风患者少吃。

麦芽山楂饮

干山楂片、炒麦芽各10克，蜂蜜适量。将干山楂片、麦芽放入锅中，加适量水熬煮，煮沸后凉温，再加入蜂蜜，拌匀即可。

【食疗功效】山楂能开胃消食、化痰行气；麦芽可行气消食、健脾开胃。二者合用，既消食又开胃，且味酸甜美，适用于伴有食少、腹胀、大便不畅之症的胃炎患者。

饮
开胃行气

胃炎患者可以适量食用山楂，不可过量食用，以免对胃黏膜造成刺激。

胃下垂

胃下垂是一种功能性疾病，是指由于膈肌悬吊力不足，支撑内脏器官韧带松弛所致，或腹内压降低，腹肌松弛所致。中医将胃下垂归属于"胃下""胃缓"范畴，脾胃气虚，无力升举内脏，就有可能导致胃下垂。

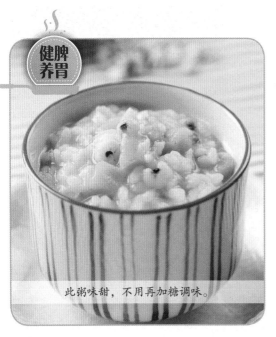

健脾养胃

此粥味甜，不用再加糖调味。

南瓜薏苡仁粥

食疗功效 ■健脾养胃 ■利水消肿 ■清热排脓

南瓜40克，薏苡仁20克，大米50克。大米、薏苡仁均泡发，洗净；南瓜去皮，洗净，切丁。锅置火上，倒入清水，放入大米、薏苡仁，以大火煮开，加南瓜煮至浓稠状即可。

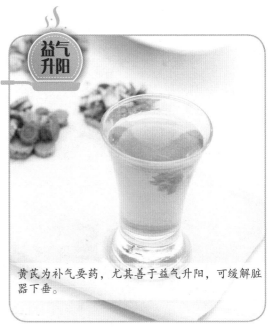

益气升阳

黄芪为补气要药，尤其善于益气升阳，可缓解脏器下垂。

黄芪扁豆陈皮茶

食疗功效 ■益气升阳 ■理气健脾 ■开胃消食 ■增强免疫力

白扁豆、黄芪各10克，陈皮3克。白扁豆入锅，用微火炒至焦黄，与陈皮、黄芪混合均匀，装入袋中，用沸水冲泡即可。

饮食调理

胃下垂患者宜吃具有健脾、益气、升提作用的中药和食物。胃下垂患者的消化吸收功能大多较差，故宜吃容易消化、吸收的食物，不宜吃太粗糙的食物。食物搭配上应注意优质蛋白酌量多一些，蔬菜和米面类食物少一些，少食多餐，避免暴饮暴食。

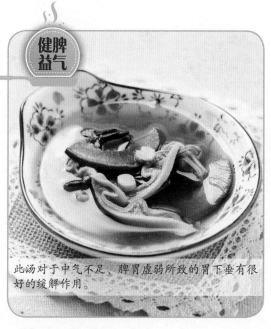

健脾益气

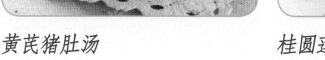

此汤对于中气不足、脾胃虚弱所致的胃下垂有很好的缓解作用。

黄芪猪肚汤

食疗功效	■ 益气升阳	■ 理气健脾
	■ 和中消滞	■ 促进胃动力恢复

猪肚1副，黄芪200克，陈皮30克，盐适量。将猪肚去脂膜，洗净。黄芪、陈皮用纱布包好放入猪肚中，用麻线扎紧，放入砂锅中，加适量水，用小火炖至猪肚熟，再加盐，趁热食用。

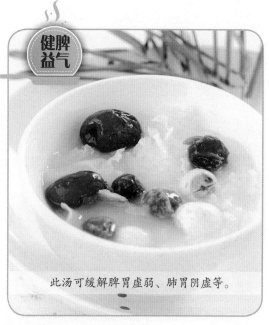

健脾益气

此汤可缓解脾胃虚弱、肺胃阴虚等。

桂圆莲子银耳汤

食疗功效	■ 健脾益胃	■ 益气补血
	■ 护肤养颜	■ 滋补生津

银耳、桂圆、大枣、莲子各适量。将莲子、桂圆、大枣洗净后浸泡；银耳泡发，洗净，撕成小朵。锅中倒入适量水，下入银耳、莲子、桂圆、大枣，煲至熟即可。

慢性肠炎

慢性肠炎是指肠道的所有慢性炎症性疾病，由微生物感染、过敏、变态反应、自身免疫等原因所致。其临床表现为长期、慢性或反复发作的腹痛、腹泻等症状，病程会在 2 个月以上。慢性肠炎好发于春秋季节，部分感染因素相关的肠炎具有一定的传染性。慢性肠炎在中医中属于"水谷下注""泄泻"等范畴，主要是脾肾虚弱导致湿气过多而引起。

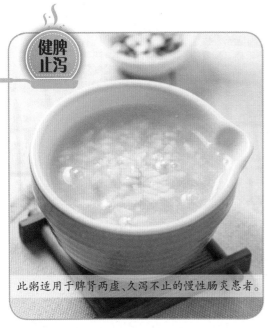

健脾止泻

此粥适用于脾肾两虚、久泻不止的慢性肠炎患者。

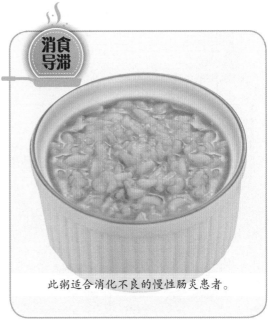

消食导滞

此粥适合消化不良的慢性肠炎患者。

芡实粥

食疗功效
- 补中益气
- 益肾固精
- 健脾止泻
- 提神强志

芡实 30 克，大米 100 克，冰糖适量。将芡实去壳，研成粗末，与大米共同煮粥，煮至表面见粥油时，加入冰糖溶化即可。

山神粥

食疗功效
- 健脾和胃
- 消食导滞

山楂 60 克，神曲 20 克，大米 40 克，红糖适量。用纱布将山楂、神曲包好，放入锅中，加适量水，煎煮 30 分钟后，取出纱布袋，往煎好的药汁中加入大米煮成粥，再加入红糖调味服食。

饮食调理

慢性肠炎患者在日常生活中可少食多餐，尽量选择细软、温热、易消化、对胃肠道黏膜刺激小的食物，如新鲜水果和蔬菜等富含维生素的食物，鸡蛋、瘦肉等富含蛋白质的食物；减少芹菜等富含膳食纤维食物的摄入，避免进食坚硬、油腻、生冷、辛辣食物及咖啡、浓茶、烈酒等刺激性饮品。

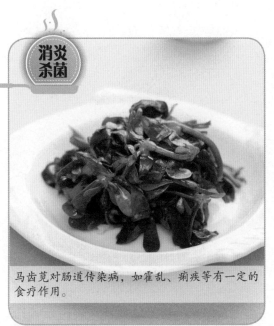

消炎杀菌

马齿苋对肠道传染病，如霍乱、痢疾等有一定的食疗作用。

凉拌马齿苋

食疗功效
- 清热利湿
- 解毒消肿
- 消炎杀菌
- 利尿止渴

马齿苋、大蒜、香油、盐、醋、生抽各适量。马齿苋洗净。锅内烧开水后，放入马齿苋焯烫2分钟，捞出沥干水分。大蒜剁碎装碗，加入香油、盐、醋、生抽调成凉拌汁，放入马齿苋，搅拌均匀即可。

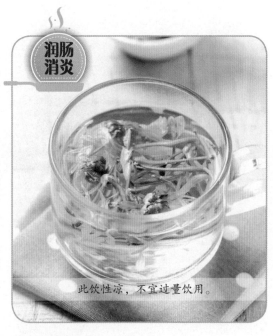

润肠消炎

此饮性凉，不宜过量饮用。

双花饮

食疗功效
- 疏风散热
- 润肠排毒
- 抗炎强身
- 清凉解暑

金银花30克，白菊花20克，冰糖适量。金银花、白菊花分别洗净。将以上材料放入锅内，加水600毫升，水烧开后再煎煮3分钟即可关火。最后调入冰糖，搅拌溶化即可饮用，可分2次服用。

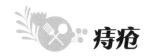

痔疮

　　痔疮根据发病部位可分为内痔、外痔、混合痔三类，是一种慢性疾病。痔疮的临床症状为便血或伴有痔脱出，多见于老年人、孕妇、久坐人群、便秘或腹泻患者。中医将痔疮分为风伤肠络型、湿热下注型、气滞血瘀型和脾虚气陷型。

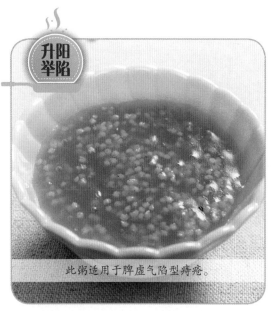

此粥适用于脾虚气陷型痔疮。

补中益气粥

食疗功效	■ 补中益气　■ 升阳举陷
	■ 利尿排毒　■ 生津止汗

　　党参、黄芪各 15 克，白术 12 克，升麻、当归各 6 克，柴胡、陈皮各 3 克，小米 50 克，红糖适量。将党参、黄芪、白术、升麻、当归、柴胡、陈皮放入锅中，放入适量水煎煮，滤渣取汁。锅置火上，放入小米和煎好的汁，大火烧开后转小火，熬煮成粥，放入红糖即可。

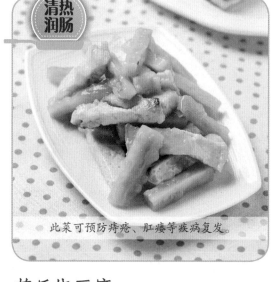

此菜可预防痔疮、肛瘘等疾病复发。

苦瓜烧豆腐

食疗功效	■ 清热解毒　■ 益气和中
	■ 生津润燥

　　豆腐 300 克，苦瓜 50 克，油、盐、淀粉各适量。豆腐洗净，切条；苦瓜洗净，切条，用沸水焯烫后沥干水分；淀粉加入适量清水做成水淀粉备用。锅中放油，将豆腐煎至两面金黄后放入盐，再加入苦瓜条煸炒几分钟，最后放入适量水淀粉，稍微翻炒即可。

饮食调理

痔疮患者饮食要清淡，应适当吃一些粗粮，以及菠菜、芹菜、小油菜等膳食纤维较高的蔬菜，还有苹果、香蕉、梨等水分含量较高且具有润肠通便效果的水果（脾胃虚寒者可熟食水果）；不宜饮酒、吸烟，忌吃辛辣、油腻、油炸类以及刺激性食物，如辣椒、生姜等。痔疮发作时，不要吃热性食物，如羊肉、大枣等。

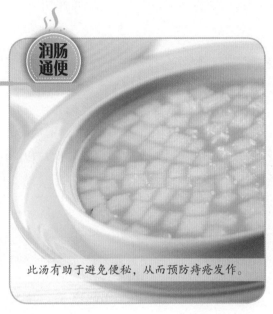
润肠通便

此汤有助于避免便秘，从而预防痔疮发作。

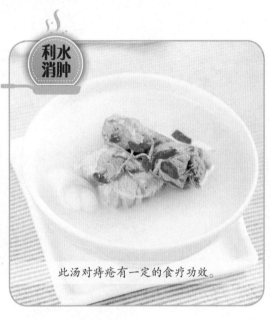
利水消肿

此汤对痔疮有一定的食疗功效。

玉米苹果汤

食疗功效
- 补气养血
- 润肠通便
- 降压消食
- 美容养颜

苹果1个，鲜玉米粒、冰糖各适量。苹果洗净，去皮，去核，切成小块。将苹果块、鲜玉米粒一同放入锅中，加水煎煮，煮至食材全熟，加入冰糖。待冰糖溶化，汤羹变浓稠即可关火。

金银花老鸭汤

食疗功效
- 清热解毒
- 利水消肿
- 养胃滋阴
- 大补虚劳

老鸭1只，金银花、生姜、枸杞子各20克，大葱、盐各适量。老鸭去毛和内脏，洗净，切块；金银花、枸杞子分别洗净；生姜洗净，切片；大葱洗净，切段。锅中注入适量水，烧沸，放入老鸭、生姜片、葱段和枸杞子，以小火慢炖。1小时后放入金银花，再炖1小时，调入盐即可。

脂肪肝，是指由于各种原因引起的肝细胞内脂肪堆积过多的病变，是公认的隐蔽性肝硬化的常见原因。脂肪肝临床表现为轻者无症状，重者病情凶猛。一般而言，脂肪肝属可逆性疾病，早期诊断并及时治疗常可恢复正常。脂肪肝多发于糖尿病患者、肥胖者、过量饮酒者等群体。

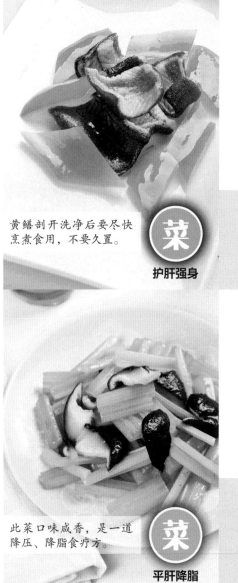

黄鳝剖开洗净后要尽快烹煮食用，不要久置。

黄鳝炒青椒

黄鳝、青椒各50克，料酒、鸡汤、酱油、姜丝、盐、油各适量。黄鳝洗净，切段，加入盐、料酒拌匀，腌制10分钟；青椒洗净，切块。油锅烧热，将姜丝炒香，放入青椒块、黄鳝段炒3分钟，再加入鸡汤、盐和酱油，拌炒入味即可。

菜 护肝强身

【食疗功效】黄鳝可以增强肝功能，从而降低脂肪肝等疾病的患病率。此外，黄鳝还富含DHA，有健脑的作用。

芹菜炒香菇

芹菜400克，水发香菇50克，油、盐、醋各适量。芹菜去根、叶，洗净，剖开切成段；香菇洗净，切块。油锅烧热，加入芹菜段炒2~3分钟，再放入香菇块迅速炒匀，加盐和醋炒熟即可。

此菜口味咸香，是一道降压、降脂食疗方。

菜 平肝降脂

【食疗功效】此菜可补气益胃、化痰理气、平肝清热，有助于降血压、降血糖、降血脂，可提高免疫功能，适用于脂肪肝、糖尿病和动脉粥样硬化等。

饮食调理

脂肪肝患者日常三餐要定时定量食用，遵循"早餐吃好、中餐吃饱、晚餐吃少"的原则；进食过程中要细嚼慢咽；不要暴饮暴食，以免增加肝脏负担。饮食宜低糖、低脂、低胆固醇，可以多吃蔬菜和水果。少吃肥肉、动物内脏等食物，以及蛋糕、冰激凌、巧克力等甜食，以免体重增长过快，导致病情加重；要限制刺激性饮品以及含糖量过高的饮料的摄入，如酒、可乐、雪碧等。

柴胡白菜汤

柴胡 15 克，白菜 200 克，盐、香油各适量。白菜洗净，掰开；柴胡洗净备用。在锅中加适量水，放入白菜、柴胡，用小火煮 10 分钟。出锅时，放入盐，淋上香油即可。

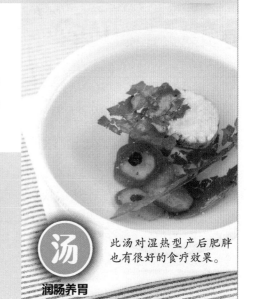

汤
疏肝减脂

此汤对肝火旺盛、脂肪肝有一定的食疗作用。

〔食疗功效〕 柴胡能疏肝退热；白菜有助于保肝、降压、减脂。此汤具有和解表里、疏肝理气、减脂的作用，可辅助治疗脂肪肝、抑郁症等。

山楂荷叶泽泻汤

山楂、泽泻各 10 克，荷叶 5 克，冰糖适量。山楂、泽泻冲洗干净；荷叶剪成小片，冲净。所有材料盛入锅中，加 500 毫升水以大火煮开，转小火续煮 20 分钟，加入冰糖至溶化即可。

〔食疗功效〕 山楂具有降血脂、活血、消食等作用；荷叶和泽泻均有清热、利湿、消肿的作用。三者搭配煎水服用，可以降血脂、健脾、降血压、清心神。常饮本品可以有效预防脂肪肝、高血压、动脉硬化等疾病。

汤
润肠养胃

此汤对湿热型产后肥胖也有很好的食疗效果。

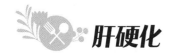

肝硬化

肝硬化是由于病毒、虫积、酒食或药物等不同病因长期损害肝脏，致肝细胞变性、坏死、再生，广泛纤维组织增生，逐渐造成肝脏结构不可逆改变的慢性肝病，以右胁胀痛坚硬、恶心、食欲缺乏为主要表现。中医认为肝硬化的发生多与湿热毒邪、饮食不节、肝气郁结有关。

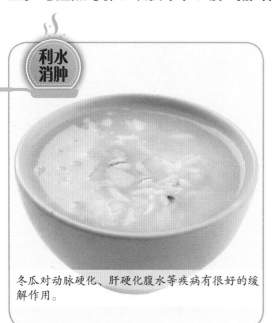

利水消肿

冬瓜对动脉硬化、肝硬化腹水等疾病有很好的缓解作用。

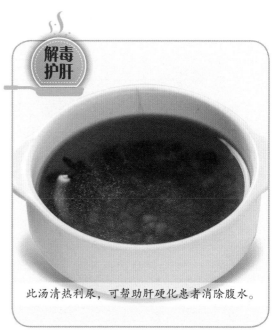

解毒护肝

此汤清热利尿，可帮助肝硬化患者消除腹水。

冬瓜薏苡仁粥

食疗功效
- 辛凉解表
- 宣肺清热
- 利水消肿
- 健脾除湿

冬瓜 200 克，薏苡仁 100 克，盐适量。将冬瓜洗净，留皮去子，切成块；薏苡仁洗净浸泡 30 分钟。锅中加适量水和薏苡仁，熬煮至薏苡仁软烂，最后再放入冬瓜块，煮至冬瓜熟，加盐调味即可。

绿豆马齿苋汤

食疗功效
- 解毒护肝
- 清热利湿
- 消炎止渴

绿豆 30 克，鲜马齿苋 50 克，白糖适量。绿豆洗净；马齿苋洗净，切碎。将绿豆放入砂锅中，加适量清水，大火煮沸后转小火煮至绿豆熟烂，放入马齿苋煮沸，再加适量白糖调味即可。

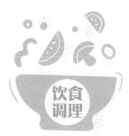

饮食调理

　　肝硬化患者日常应摄入充足蛋白质，比如鱼肉、瘦肉、鸡蛋、牛奶、豆制品等，有利于保护以及修复肝脏细胞，促进细胞再生，但应观察血氨变化，防止肝昏迷的可能。多吃富含维生素的食物，如柑橘、番茄、哈密瓜等。由于肝硬化患者存在不同程度的肝脏损伤，所以要避免吃过于油腻的食物，如油炸食品、肥肉等，此类食物容易加重消化以及肝脏代谢负担。

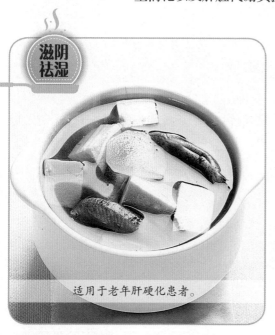

滋阴祛湿

适用于老年肝硬化患者。

泥鳅煨豆腐

食疗功效
- 滋阴祛湿
- 补中益气
- 保护肝脏

　　泥鳅250克，豆腐100克，油、生姜各适量。泥鳅去头及脏杂，洗净；豆腐切块。泥鳅稍煎后，加适量水，再放入生姜、豆腐块同煮至熟，佐餐服用。

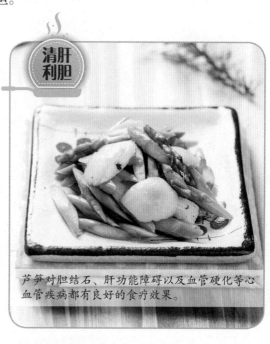

清肝利胆

芦笋对胆结石、肝功能障碍以及血管硬化等心血管疾病都有良好的食疗效果。

芦笋炒百合

食疗功效
- 清热利湿
- 清肝利胆
- 养阴润肺

　　芦笋400克，百合6克，油、盐各适量。芦笋洗净，切段，在沸水中焯熟；百合剥成片，洗净。锅置火上，倒入油，放入百合大火快炒，再放入芦笋迅速翻炒，最后加盐调味即可。

呼吸系统疾病

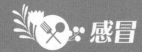
    感冒是常见的呼吸系统疾病，以咳嗽、流涕、打喷嚏、鼻塞等为主要症状。中医认为感冒的病因以感受风邪为主，但常与人体正气强弱，感邪轻重有密切关系。其病位主要在肺，一般以实证多见，冬春季节多发。

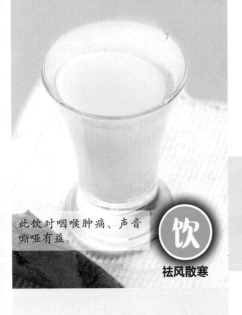

此饮对咽喉肿痛、声音嘶哑有益。

饮

祛风散寒

萝卜生姜饮

    白萝卜500克，生姜、蜂蜜各30克。白萝卜和生姜去皮后切碎块，一起放入榨汁机榨汁，再加入蜂蜜即可饮用。

[食疗功效] 白萝卜味辛、甘，性凉，有助于止咳化痰、通便排毒；姜片辛温祛寒、暖胃。此饮能消食理气、止咳化痰，缓解感冒的症状。

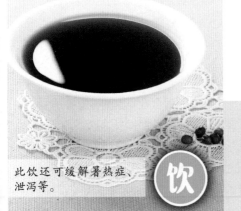

此饮还可缓解暑热症、泄泻等。

饮

疏散风热

绿豆饮

    绿豆100克，白糖适量。将绿豆洗净，水煎至豆烂，加白糖，调匀，随时饮用。

[食疗功效] 绿豆有清热解暑、利水的作用，有助于缓解暑湿感冒引起的心烦、口渴等症。

感冒时，饮食要清淡易消化，同时要注意补充维生素C，多吃如苹果、胡萝卜、菠菜等深颜色水果和蔬菜；多吃含铁食物，如动物血。感冒期间应戒烟戒酒，并且不要吃生冷、寒凉的食物，少食或不食辛辣刺激、肥腻的食物，如肥肉。

三根感冒汤

白菜根3个，大葱根7个，芦根15克。白菜根、大葱根和芦根洗净，切段，放入锅中，加入适量清水熬煮，略沸后服用。

食疗功效 白菜根有促进消化、清热解毒的作用；芦根味甘性寒，能清热、生津除烦、止呕。此汤适用于风热感冒。

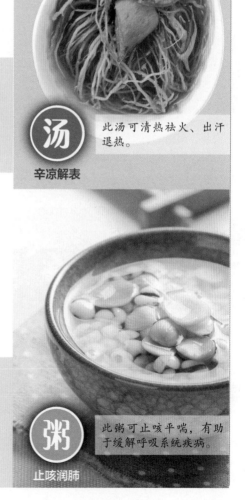

汤

辛凉解表

此汤可清热祛火、出汗退热。

杏仁薏苡仁粥

杏仁20克，薏苡仁30克，冰糖适量。将杏仁、薏苡仁分别洗净，一同放入锅中，加入适量清水煮粥。待粥将成时，调入冰糖搅匀，再稍煮即可。

食疗功效 薏苡仁具有抗炎镇痛、增强免疫力的功效；杏仁具有止咳平喘的功效。此粥可健脾和胃、润肺止咳、增强抵抗力、预防感冒等。

粥

止咳润肺

此粥可止咳平喘，有助于缓解呼吸系统疾病。

慢性支气管炎

慢性支气管炎临床上以咳嗽、咳痰或气喘等为特征，早期症状轻微，多在冬季发作，春暖后缓解；晚期炎症加重，症状长年存在，不分季节。本病属中医"咳嗽""喘证"等范畴，与风、寒、暑、湿、燥、火等外邪侵袭肺脏或者脏腑功能失调有关。

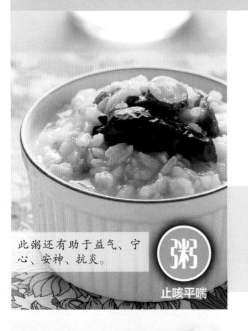

此粥还有助于益气、宁心、安神、抗炎。

粥
止咳平喘

甘麦大枣粥

甘草5克，小麦20克，大米50克，大枣适量。小麦、大米、大枣洗净备用。将甘草煎煮，去渣取汁，和小麦、大米、大枣一起入锅煎煮，煮至粥黏稠即可关火。

（食疗功效） 甘草含有镇咳的成分，是健脾祛痰、止咳平喘的良药。此粥有助于和中缓急、止咳化痰，适用于寒湿型气管炎。

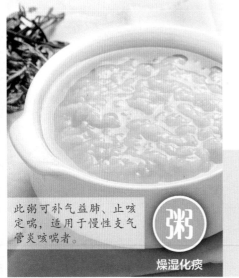

此粥可补气益肺、止咳定喘，适用于慢性支气管炎咳喘者。

粥
燥湿化痰

山药半夏粥

半夏20克，大米、山药丁各100克，盐、香油各适量。半夏水煎2次，每次用水600克，煎30分钟，混合两煎所得汁液，与淘洗干净的大米同煮；锅中汁液烧沸后入山药丁，转小火慢熬成粥，调入盐和香油即可。1日1剂，分2次空腹服食。

（食疗功效） 半夏是一味中药，具有良好的化痰、止呕作用；山药味甘，性平，可固肾养肺、补脾益精。将山药和半夏搭配在一起食用，能燥湿化痰、降逆止呕。

饮食调理

慢性支气管炎患者应多摄入如鸡蛋、鸡肉、猪瘦肉、牛奶、动物肝脏、鱼肉、豆制品等，以适时补充必要的蛋白质，应经常食用新鲜水果和蔬菜，以满足对维生素的需要。气候寒冷时要注意保暖，应补充一些热量高的肉类以增强御寒能力，如羊肉。此外，尽量少抽烟，多运动，增强身体抵抗力。

茼蒿冰糖饮

茼蒿100克，冰糖适量。将茼蒿择洗干净，加水煎煮取汁，加入冰糖，待冰糖溶化即饮。

食疗功效 茼蒿可健脾养胃、清肺化痰，适用于痰热咳嗽、咳痰黄稠等症。

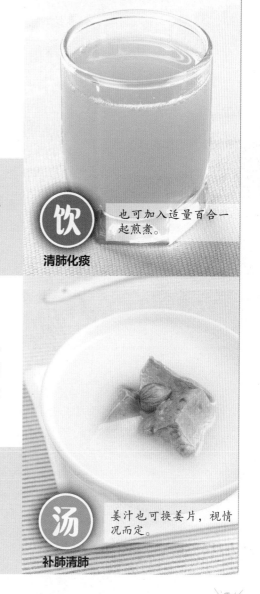

饮

也可加入适量百合一起煎煮。

清肺化痰

北杏猪肺汤

猪肺250克，北杏（即苦杏仁）10克，姜汁、盐各适量。猪肺漂洗干净，切块；与北杏同入砂锅中，加水煲汤，汤煲好时冲入姜汁，以盐调味即可。

食疗功效 此汤有助于止咳化痰、补肺清肺，适用于慢性支气管炎及肠燥便秘等症。

汤

姜汁也可换姜片，视情况而定。

补肺清肺

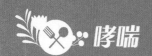

哮喘是一种反复发作的疾患，较难治愈。中医认为本病是宿痰久伏于肺，复感受外邪，或饮食不当，或情志失常，或过度劳累等，引发其痰，以致痰气交阻，肺气上逆而发病。临床症状有反复发作的喘息、气急、胸闷或咳嗽等，常在夜间及凌晨发作或加重。

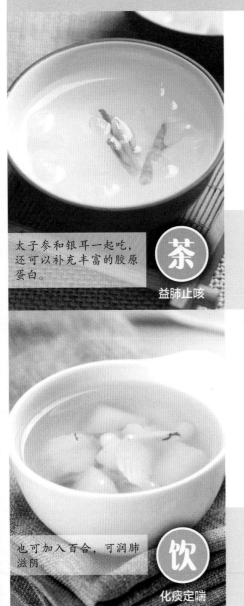

太子参和银耳一起吃，还可以补充丰富的胶原蛋白。

茶

益肺止咳

银耳太子参茶

太子参25克，银耳、冰糖各适量。银耳泡发洗净，锅中加冰糖和适量水，放入银耳和太子参炖至银耳熟，即可饮用，每日1剂。

(食疗功效) 太子参有补气益肺、健脾生津的作用；银耳可以滋阴润肺。两者同食，可缓解干咳少痰的症状。

也可加入百合，可润肺滋阴。

饮

化痰定喘

冰糖梨水

梨1个，冰糖30克。梨洗净，去果核，切块，与冰糖同置碗中，加适量清水，入锅隔水蒸至梨熟软。每日分早晚2次服食。

(食疗功效) 冰糖梨水有清心润肺、化痰定喘、理气止咳的作用，适用于肺热型支气管哮喘。

饮食调理

哮喘多因家养宠物、花粉、油漆等因素刺激而引起，所以平时要注意一些生活细节，如慎养或禁养宠物，慎食虾蟹、牛奶、桃子等易引发哮喘的食物，慎用或忌用阿司匹林、吲哚美辛等易引发哮喘的药物，等等。

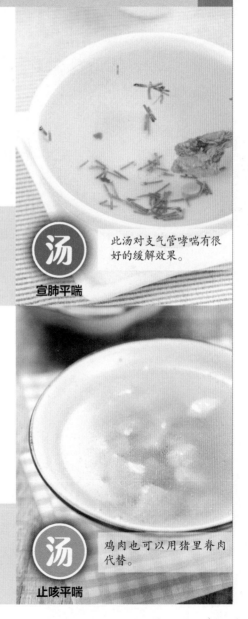

麻黄干姜汤

麻黄、干姜各6克，甘草3克。麻黄、甘草、干姜分别洗净，干姜切片。将所有材料一同放入砂锅中，加入适量水，大火烧开转小火煲30分钟即可。

食疗功效 麻黄有发汗散寒、宣肺平喘、利水消肿的作用，可用于缓解支气管哮喘、风寒感冒、胸闷喘咳等病症。

汤

宣肺平喘

此汤对支气管哮喘有很好的缓解效果。

丝瓜鸡汤

丝瓜150克，鸡肉250克，盐适量。丝瓜洗净，去皮，切块；鸡肉切块。将鸡肉块、丝瓜块放入煲内，加适量水，煲45分钟后加入盐即可。

食疗功效 丝瓜味甘、性凉，具有消热化痰、凉血解毒的作用；鸡肉肉质细嫩，有补中益气、滋补养身的作用。本品可以用于缓解身热烦渴、痰喘咳嗽等病症。

汤

止咳平喘

鸡肉也可以用猪里脊肉代替。

肺炎

肺炎是指肺部出现炎症，为呼吸系统的常见病。中医认为本病与风毒病邪和正气虚弱有关，属于"风温"范畴。小孩、老人以及免疫系统比较差的人容易发病。临床上有咳嗽、寒战、高热，痰呈黄绿色，胸痛且在深呼吸或咳嗽时加重等症状。

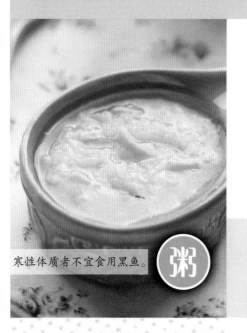

寒性体质者不宜食用黑鱼。

粥

黑鱼粥

黑鱼1条，大米150克，姜丝、料酒、盐、香油各适量。黑鱼清理干净；大米淘洗干净。锅内加适量水，放入黑鱼、姜丝、料酒、大米一同煮粥，粥熟后加入盐、香油即可。

（食疗功效）黑鱼有利水消肿、补脾益气的作用，是非常好的滋补食物。此粥有助于养血补虚、健脾利水、通经败毒，可辅助治疗急、慢性肺炎。

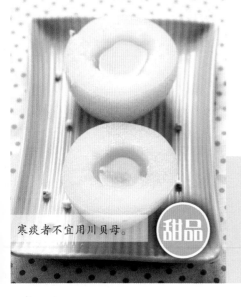

寒痰者不宜用川贝母。

甜品

贝母炖梨

梨1个，川贝母粉3克，冰糖适量。梨洗净，横断切成两截，去核，内装川贝母粉，放入大碗中，加入冰糖和适量水，在蒸锅中炖30分钟即可食用。

（食疗功效）贝母炖梨可润肺止咳，适用于肺炎引起的干咳或痰黏不易咳出、低热等症。

饮食调理

肺炎患者饮食宜清淡，可选择具有清痰、祛火、通便等作用的蔬菜，如胡萝卜、冬瓜、菠菜等；多吃含有优质蛋白的食物，如鸡蛋、牛奶、瘦肉等，可补充被肺炎损耗的营养；如果咳嗽日久不愈，耗伤正气，可食用健脾、益肺的食物，如雪梨、百合、大枣、莲子、杏仁等，有助于增强体质，改善症状。

枇杷银耳汤

枇杷150克，银耳10克，白糖适量。银耳冷水泡发，撕成小朵，放入碗内，加少量水，上笼蒸1小时左右；枇杷洗净，去皮、核，切成小块。锅中加适量水，烧开，先下蒸好的银耳，烧沸后放入枇杷和白糖，再煮5分钟即可。

[食疗功效] 此汤有滋阴润燥、止咳的作用，适用于肺炎后期，可以缓解咳嗽症状。

汤
润肺止咳

也可在出锅前加入适量枸杞子。

山药排骨汤

山药200克，排骨400克，枸杞子、姜片、盐各适量。山药削皮，切块；排骨切块。锅中倒水，大火烧开，下排骨汆烫后捞出。将排骨、山药、枸杞子、姜片一同放入砂锅，加水，大火烧开转小火熬2个小时，最后加盐调味即可。

[食疗功效] 此汤味道咸鲜，汤色清淡，营养丰富，可健脾养胃、益肺止咳、补钙强身，适合肺炎后期恢复身体食用。

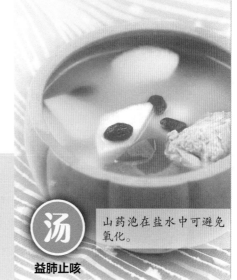

汤
益肺止咳

山药泡在盐水中可避免氧化。

内分泌系统疾病

糖尿病

糖尿病在我国是高发病，如果确诊，很难根治。但如果能早发现，早控制，不放任其发展，糖尿病患者是可以和正常人一样生活的。中医认为，本病主要由于素体阴虚、饮食不节、情志失调、劳欲过度所致。临床上以"三多一少"为主要特征，即多尿、多饮、多食和体重减少。

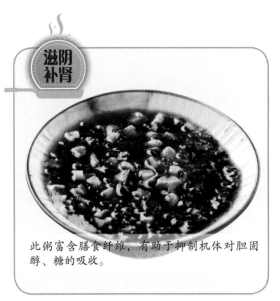

滋阴补肾

此粥富含膳食纤维，有助于抑制机体对胆固醇、糖的吸收。

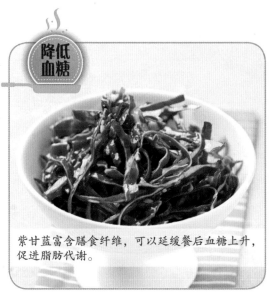

降低血糖

紫甘蓝富含膳食纤维，可以延缓餐后血糖上升，促进脂肪代谢。

黑米鸡肉粥

食疗功效
- 滋阴补肾
- 补益脾胃
- 益气活血
- 补虚益气

黑米 25 克，鸡胸肉、胡萝卜各 50 克，盐适量。鸡胸肉煮熟，切丁；胡萝卜洗净，切丁；黑米洗净。锅内加水，放入黑米煮沸后，放入胡萝卜丁、鸡胸肉丁，用小火熬煮成粥，加盐即可。

凉拌紫甘蓝

食疗功效
- 降低血糖
- 强身健体
- 排毒养颜
- 促进消化

紫甘蓝 150 克，醋、蒜末、生抽、盐各适量，亚麻子油 5 毫升。紫甘蓝洗净，控干水分，切成丝，放在碗中，加入醋、蒜末、生抽、盐、亚麻子油拌匀即可。

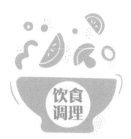

糖尿病患者在日常饮食中要把握"低糖、高膳食纤维"的原则，宜吃五谷杂粮，以低糖、低淀粉的粗粮做主食，如莜麦面、荞麦面、燕麦片、玉米面等；适当吃豆类及豆制品；还可以吃苦瓜、桑叶、洋葱、香菇、柚子等可降低血糖的蔬菜和水果。忌吃香蕉、桂圆、柿子、蜜枣、葡萄干等含糖量比较高的食物。

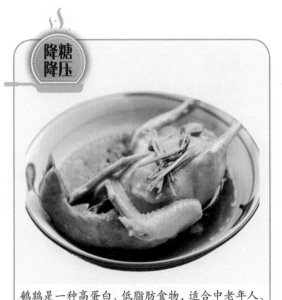

降糖降压

鹌鹑是一种高蛋白、低脂肪食物，适合中老年人、高血糖人群食用。

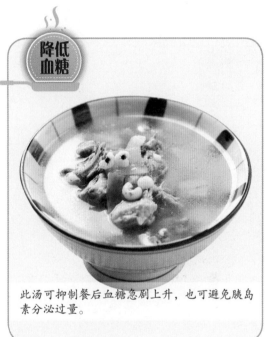

降低血糖

此汤可抑制餐后血糖急剧上升，也可避免胰岛素分泌过量。

香菜蒸鹌鹑

食疗功效
- 降糖降压
- 保护血管壁
- 补中益气
- 健脾开胃

鹌鹑1只，香菜、姜片、酱油、盐、香油各适量。鹌鹑洗净去杂放入盘中，放上姜片，再将酱油、盐搅拌后倒在鹌鹑上，再淋上香油，放入蒸锅，隔水加盖蒸20分钟。出锅，撒香菜。

薏苡仁鸭肉煲

食疗功效
- 健脾益气
- 滋阴降火
- 利水化湿
- 降低血糖

带骨鸭肉150克，薏苡仁25克，姜片、葱段、盐各适量。鸭肉洗净，切块；薏苡仁洗净。将薏苡仁、鸭肉、姜片、葱段一同放入炖锅内，加适量清水，大火烧沸，再转小火煮35分钟，加盐即可。

痛风

痛风属中医"痹症""历节风"范畴，多是风、寒、湿、热等外邪侵袭人体，闭阻经络，气血运行不畅所导致的。临床上表现为突发一个或多个关节重度疼痛，多于夜间突然起病，还会出现关节红、肿、皮温升高，关节表面皮肤红紫、紧张、发亮等。

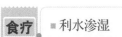

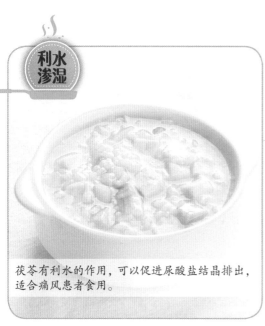

茯苓有利水的作用，可以促进尿酸盐结晶排出，适合痛风患者食用。

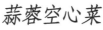

夏季食用此菜可清凉除热，有助于缓解痛风及其并发症。

山药茯苓粥

食疗功效
- 利水渗湿
- 益脾和胃
- 宁心安神
- 益气养阴

山药片、大米各20克，茯苓适量。将大米、山药片、茯苓分别洗净，放入砂锅，加适量水，大火烧开，煮成粥即可。

蒜蓉空心菜

食疗功效
- 利尿除湿
- 清热凉血
- 增强体质
- 润肠通便

空心菜200克，油、盐、生抽、白醋、蒜瓣、小米辣各适量。空心菜择去老茎，掰成段；蒜瓣切末；小米辣切碎。锅中热油，放入蒜末、小米辣爆香，放入空心菜，再加盐、白醋、生抽，炒熟盛盘即可。

痛风患者饮食宜清淡，烹饪时应少油少盐，多食用新鲜水果和蔬菜，可以适量摄入猪瘦肉、豆类制品等嘌呤含量中等的食物。避免食用高嘌呤食物，如动物内脏、罐头食品、鱼子、海鲜、肉汤、干豆类和干蘑菇等。

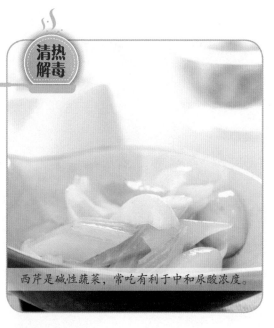

清热解毒

西芹是碱性蔬菜，常吃有利于中和尿酸浓度。

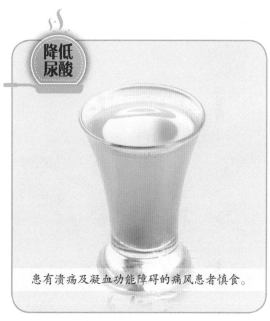

降低尿酸

患有溃疡及凝血功能障碍的痛风患者慎食。

西芹百合

食疗功效 ■ 降低血压　■ 清肠利便　■ 解毒消肿　■ 滋阴清热

西芹 150 克，百合 50 克，橄榄油 5 毫升，盐适量。西芹洗净，切段；百合去蒂后洗净，掰成片。锅内放橄榄油，烧热，放入西芹炒至五成熟，加百合、盐炒熟即可。

芹菜菠萝汁

食疗功效 ■ 改善血液循环　■ 消水肿　■ 降低尿酸　■ 助消化

芹菜 50 克，菠萝 70 克，盐适量。芹菜洗净，切成小段；菠萝去皮，果肉切成小块，用盐水浸泡 10 分钟。将芹菜段和菠萝块倒入榨汁机中，加适量凉白开一同榨成汁即可。

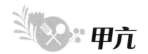

甲亢

　　甲亢全称是"甲状腺功能亢进症"，是指由多种原因导致的甲状腺出现功能亢进状态，引起甲状腺激素分泌增多，从而使得人体出现基础代谢率高、多系统亢进及神经系统兴奋性增高等临床综合征。中医认为，甲亢与肝气郁滞、气阴两虚、脾肾阳虚等有关。

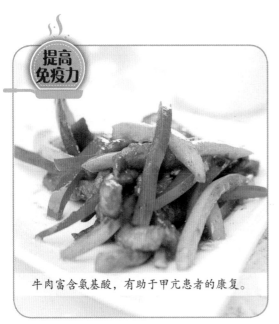

提高免疫力

牛肉富含氨基酸，有助于甲亢患者的康复。

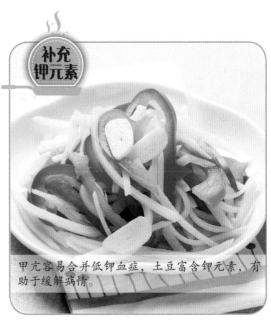

补充钾元素

甲亢容易合并低钾血症，土豆富含钾元素，有助于缓解病情。

甜椒牛肉丝

食疗功效：■ 补充营养　■ 提高免疫力　■ 补中益气

　　牛肉 100 克，黄、红、青三色甜椒丝各 10 克，淀粉、无碘盐、生抽、姜末、油各适量。牛肉洗净切丝，用淀粉、生抽腌制 20 分钟。油锅烧热，放牛肉丝炒至变色，盛出；余油爆香姜末，放甜椒丝翻炒，再放牛肉丝和无碘盐翻炒片刻即可。

双椒土豆丝

食疗功效：■ 补充能量　■ 补益脾胃　■ 宽肠通便

　　土豆 1 个，红甜椒、青椒各 10 克，无碘盐、醋、油、蒜片各适量。土豆削皮切细丝，放水中浸泡；青椒和红甜椒分别去子、洗净、切丝。油锅烧热，放入蒜片、土豆丝翻炒，加无碘盐、醋炒匀，再放入青椒丝、红椒丝一起翻炒至熟即可。

饮食调理

甲亢患者基础代谢增强，平时消耗大，应保证热量供应，主食应足量，可以增加豆类、奶类、蛋类、瘦肉类等优质蛋白的摄入；多吃新鲜水果和蔬菜；多饮水，应食用无碘盐。禁止摄入刺激性的食物及饮料，如辣椒、浓茶、咖啡等；避免进食含碘丰富的食物，如海带、海鱼、紫菜等。

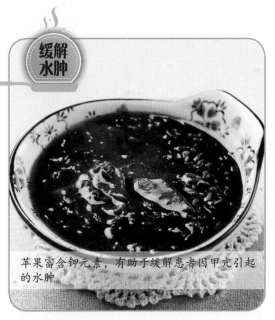

缓解水肿

苹果富含钾元素，有助于缓解患者因甲亢引起的水肿。

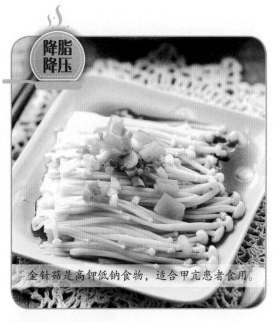

降脂降压

金针菇是高钾低钠食物，适合甲亢患者食用。

黑米苹果粥

食疗功效
- 补充营养
- 生津开胃
- 滋阴补肾

黑米 100 克，苹果 1 个，冰糖适量。黑米提前浸泡，洗净；苹果去皮，去核，切小块。将两者一同放入锅中，加水煮至米烂粥熟，再加冰糖调味即可。

凉拌金针菇

食疗功效
- 降低胆固醇
- 降脂降压
- 益智健脑

金针菇100 克，尖椒丁、葱花、蒜末、生抽、醋、香油、无碘盐各适量。金针菇去掉根部，撕成小份，放入开水锅中，烫 1 分钟，捞出控干水分。将金针菇放入盘内，上面撒上尖椒丁、葱花、蒜末、生抽、无碘盐、醋、香油，然后拌匀即可。

心脑血管系统疾病

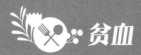 贫血

贫血的发生与血液生成不足和消耗太过有关。血液生成不足，中医认为主要是脾胃亏虚所致，肾虚不能生髓藏精，也会导致贫血。消耗太过主要是指各种内外出血。临床上有面色苍白、头晕、乏力、气促、心悸等症状。

菠菜粥

菠菜 250 克，大米 25 克，盐适量。菠菜洗净，入沸水中焯烫，捞出，切段；大米洗净。锅中放入大米，加水煮粥，粥成时放入菠菜段，加盐调味，稍煮即可。

（食疗功效） 此粥有助于滋阴养血、降压润燥，适用于缓解贫血、大便秘结等症。

菠菜焯水能去除酸涩味。

粥
养血润燥

小米海参粥

干海参 20 克，小米 80 克，枸杞子、盐各适量。干海参泡发，洗净，切小段；枸杞子、小米洗净。锅置火上，放小米和适量水，大火烧开后转小火，熬成粥；待粥快熟时，放入海参和枸杞子，继续小火略煮片刻；待海参煮熟时，加盐调味即可。

（食疗功效） 海参中含有胶原蛋白及钠、镁等微量元素，可以补血养心、滋阴养肾。小米、海参、枸杞子一起煮可以改善虚劳羸弱、气血不足、营养不良的情况。这款粥对血虚的人大有裨益。

海参可提前泡发。

粥
补血养心

饮食调理

贫血患者饮食要有规律，宜多吃含铁丰富且吸收率高的食物，如猪瘦肉、蛋类、豆制品、动物内脏、绿叶蔬菜、新鲜水果等；多吃有助于预防贫血的食物，如大枣、桂圆、枸杞子、芝麻酱、黑木耳、葡萄干等。切忌偏食、暴饮暴食；忌生冷、荤腥油腻或煎炸食品；忌喝浓茶等。

当归羊肉汤

羊肉250克，山药30克，当归、生姜各15克，香葱段、黄酒、盐各适量。山药洗净，切块；当归洗净，用水浸软，切片；生姜洗净，切片；羊肉剔筋膜，略汆，去血水捞出，切片。山药、当归、生姜、羊肉放入砂锅，加水、黄酒，大火烧开后去浮沫，转小火炖至羊肉熟烂，再加盐、香葱段调味食用。

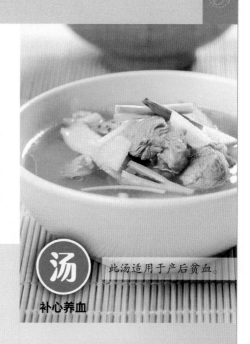

汤

补心养血

此汤适用于产后贫血。

[食疗功效] 当归、羊肉是性温之物，能温中止痛、温补肝血；生姜性温发散，可助羊肉散寒暖胃。此汤可益气、补血、养心。

葡萄蓝莓汁

葡萄10颗，蓝莓20颗，盐适量。葡萄和蓝莓分别用盐水浸泡10分钟，然后用水冲洗干净，葡萄去皮、去子。将葡萄和蓝莓放入榨汁机中，打成汁后连渣一起倒入杯中，饮用即可。

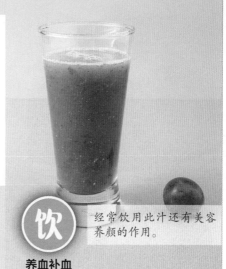

饮

养血补血

经常饮用此汁还有美容养颜的作用。

[食疗功效] 葡萄和蓝莓都含有丰富的钙、磷、铁等元素，有助于造血、补血。

高血压

高血压是比较常见的慢性病。中医认为此病是情志不遂、心情失畅、忧思劳倦伤脾或劳心过度等因素导致阴阳失衡，脏腑气血失调，清窍失其濡养所致。临床上表现为头晕头痛、项背强急、手足麻木、面红升火、记忆力下降等。

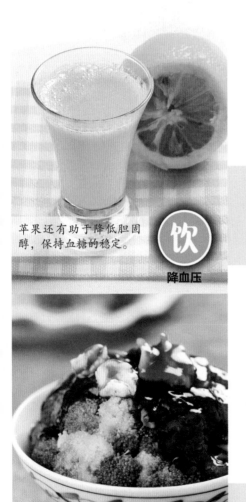

苹果还有助于降低胆固醇，保持血糖的稳定。

饮

降血压

苹果柠檬芹菜汁

苹果、柠檬各半个，芹菜1根。将3种食材洗净，苹果去皮，去核，切小块；柠檬切小块；芹菜切段。3种食材一起放入搅拌机中，加适量纯净水打成汁即可饮用。

[食疗功效] 柠檬、苹果中含有丰富的钾，有利于降低血压；芹菜富含膳食纤维，更是降压的"明星食材"。

西蓝花烧双菇

西蓝花1棵，口蘑、香菇各50克，胡萝卜100克，油、盐、蚝油、淀粉各适量。西蓝花掰成小朵，洗净；口蘑、香菇、胡萝卜分别洗净，切片。锅置火上，倒油烧热，下香菇片、口蘑片、西蓝花、胡萝卜片翻炒，并调入蚝油，翻炒均匀，加盐，小火煨5分钟，用淀粉勾芡即可。

单纯依赖西蓝花或者使用西蓝花进行降压，效果一般不明显。

菜

降压降脂

[食疗功效] 西蓝花热量低，富含膳食纤维和维生素，还含有大量的抗氧化剂；口蘑、香菇更是营养丰富的降压降脂食物。

饮食调理

高血压患者应保持多粗粮、少肉类、少食多餐的饮食原则。多吃一些蔬菜、水果，尤其是深色蔬菜，适当增加海产品摄入，如海带、紫菜、海鱼等。尽量少吃或不吃糖果点心、油炸食品等高热量食品；少吃酱菜等腌制食物、肥肉及各种动物性油脂；控制动物脑、鱼子等高胆固醇食物的摄入量；忌饮酒过量。

鹌鹑蛋竹荪汤

鹌鹑蛋 3~5 颗，干竹荪 10 克，香菜、盐、料酒各适量。干竹荪放入温水中泡发，洗净，切段；香菜洗净，切段；鹌鹑蛋煮熟，剥壳备用。锅中放水烧开，放入竹荪，略煮片刻后再放入鹌鹑蛋、料酒、盐，撒上香菜即可。

【食疗功效】 竹荪富含蛋白质，能活血、健脾益胃、助消化，可以预防高血压和血脂异常。

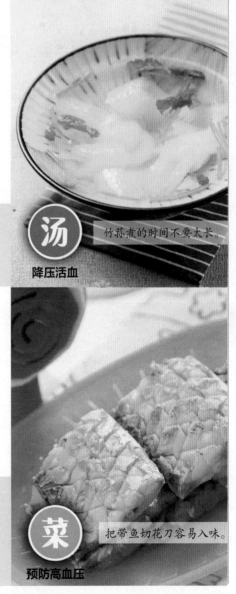

汤

竹荪煮的时间不要太长。

降压活血

清蒸带鱼

带鱼130克，生抽、料酒、葱、姜、油、盐各适量。带鱼处理干净，切段；姜切丝；葱切段。带鱼加盐、料酒、姜丝、葱段抓匀腌制 10 分钟，淋上油，上锅隔水蒸 15 分钟，最后淋上生抽即可。

【食疗功效】 带鱼含有丰富的镁，对心血管系统有很好的保护作用，有助于预防高血压等心血管疾病。

菜

把带鱼切花刀容易入味。

预防高血压

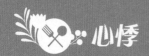

心悸

　　中医认为心悸的发生多因体质虚弱、饮食劳倦、情志不畅、感受外邪及药食不当等导致气血阴阳亏损，心神失养，或痰、饮、火阻滞心脉，扰乱心神所致。临床常见患者自觉有心脏跳动过快，时有暂停等症状。

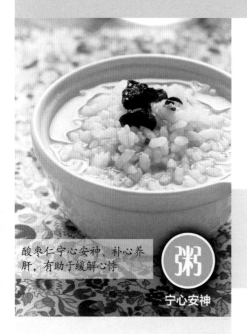

酸枣仁宁心安神、补心养肝，有助于缓解心悸。

粥

宁心安神

酸枣仁粥

　　酸枣仁 10 克，生地黄 15 克，大米 100 克。将酸枣仁捣碎，生地黄切块，一起煎煮取汁，加大米煮成粥即可。

[食疗功效] 酸枣仁有宁心安神、补中养肝、敛汗的功效。此粥具有镇静安神的作用，有助于改善气虚所致的自汗、失眠症状。

桂圆酸枣仁黑豆浆

　　黑豆 50 克，桂圆 25 克，酸枣仁 10 克，冰糖适量。将黑豆用水浸泡 10~12 小时，捞出洗净；桂圆洗净，剥皮去核。将黑豆、酸枣仁、桂圆肉放入豆浆机中，加适量水，制作豆浆；待豆浆制作完成，过滤后加入冰糖搅匀即可。

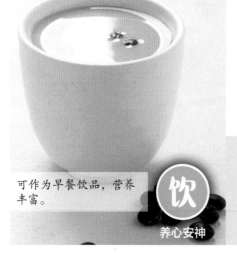

可作为早餐饮品，营养丰富。

饮

养心安神

[食疗功效] 桂圆健脾安神、益气补血；酸枣仁养心安神；黑豆补血养肾。此饮对心脏功能有很好的保护作用。

饮食调理

心悸患者饮食宜清淡，应该多食蔬菜和水果，也可多食用低脂肪、富含蛋白质的食物，忌食肥腻、辛辣、煎炸、不易消化的刺激性食物。进食速度不宜过快，也不要吃得太饱。平时注意保持心情愉快，精神乐观，情绪稳定，要劳逸结合，生活规律，防止外邪侵袭，减少不良刺激。

柏子仁茶

柏子仁 15 克。将柏子仁放入杯中，用开水冲泡，盖上盖闷 5 分钟，即可饮用。每日 1 剂，代茶饮。

食疗功效 柏子仁味甘，性平，具有养心安神、润肠通便、止汗的作用。此茶适用于面色少华、心悸、失眠、多梦、健忘及血亏肠燥、大便不畅者。

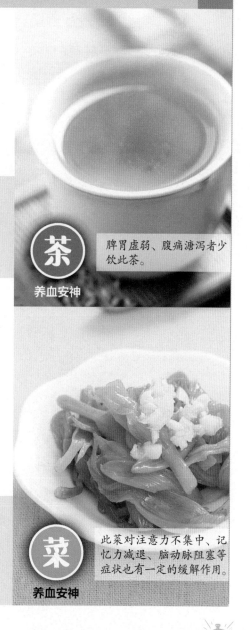

茶
养血安神

脾胃虚弱、腹痛溏泻者少饮此茶。

凉拌黄花菜

干黄花菜 200 克，葱花、香油、盐、蒜泥各适量。将干黄花菜放入热水中浸泡 30 分钟，仔细清洗后捞出；大蒜切末。锅内加水烧沸，下入黄花菜烫煮 40 分钟，捞出沥干水分，装入碗中，加入葱花、香油、盐、蒜末拌匀即可。

食疗功效 黄花菜可以辅助治疗头晕耳鸣、心悸烦闷、小便赤涩、水肿、痔疮便血等病症。

菜
养血安神

此菜对注意力不集中、记忆力减退、脑动脉阻塞等症状也有一定的缓解作用。

冠心病

　　冠心病，是中老年人的常见病，多发病。中医认为，本病主要是正气亏虚、年老体衰，加上七情内伤、饮食不节、寒冷刺激、劳逸失度而发病。临床上多表现为胸痛、心悸和不正常的呼吸短促等。

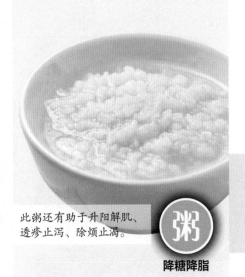

此粥还有助于升阳解肌、透疹止泻、除烦止渴。

粥

降糖降脂

葛根粥

　　大米 25 克，葛根适量。大米与葛根一同放入砂锅内，加适量水，用小火煮成粥即可。

[食疗功效] 葛根具有清热、降血脂、降血压、降血糖的作用，可预防冠心病等心脑血管疾病。

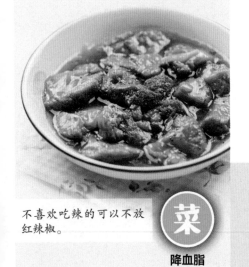

不喜欢吃辣的可以不放红辣椒。

菜

降血脂

麻婆猴头菇

　　猴头菇 200 克，酱油、油、葱丝、姜丝、红辣椒末、盐、花椒粉各适量。猴头菇洗净，切块，加水煮 5 分钟，捞出控水。油锅放入葱丝、姜丝、红辣椒末、花椒粉炝锅，放猴头菇略炒，加水烧开，再加酱油、盐，小火煮 5 分钟即可。

[食疗功效] 猴头菇性平，味甘，能利五脏。此菜有利于促进血液循环，还能降低血液的黏稠度，对冠心病等心血管疾病有很好的缓解作用。

饮食调理

冠心病患者可多吃些如高粱、大豆、红薯、燕麦、山药、香瓜、西瓜等粗粮、蔬菜和水果，以增加膳食纤维、维生素等的摄入；肉类可多吃些猪瘦肉、家禽和鱼类。少食或忌食油炸类、腌制类食品；切忌暴饮暴食、饮食不规律、劳累过度。

茄子沙拉

茄子块100克，圣女果、生菜各25克，沙拉酱15克，橄榄油5毫升，黑胡椒碎、蒜末、盐各适量。黑胡椒碎、蒜末撒到茄子块上，加橄榄油搅拌均匀，放入烤箱中烤10分钟。圣女果、生菜处理好装盘，倒入沙拉酱、盐和烤好的茄子块，搅拌均匀即可。

[食疗功效] 茄子有助于降低血液中的胆固醇，对预防心脑血管疾病非常有益。

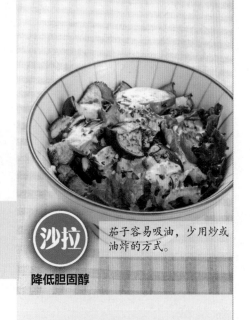

沙拉

茄子容易吸油，少用炒或油炸的方式。

降低胆固醇

炒二冬

冬瓜200克，干冬菇5克，葱丝、姜丝、盐各适量，亚麻子油5毫升。冬瓜洗净，去皮，切块；干冬菇水发后切片，焯水。油锅烧热，煸香葱丝、姜丝，再放入冬瓜块、冬菇片，翻炒片刻，加盐调味。

[食疗功效] 冬瓜富含膳食纤维，具有降低胆固醇、降血脂、防止动脉硬化等作用，可以预防冠心病；冬菇中含有蛋白质、多种氨基酸等，有助于提高免疫力。此道菜可防止体内脂肪堆积，尤其适合冠心病合并糖尿病患者食用。

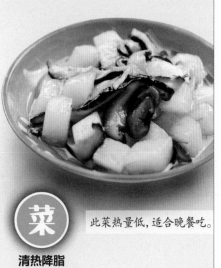

菜

此菜热量低，适合晚餐吃。

清热降脂

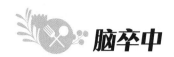

脑卒中

脑卒中在中医里又叫"中风"，是一种急性脑血管疾病，以突然昏倒、意识不清、口渴、言语蹇涩、偏瘫为主要症状。多因情志失调、饮食不当或劳累等而发病。

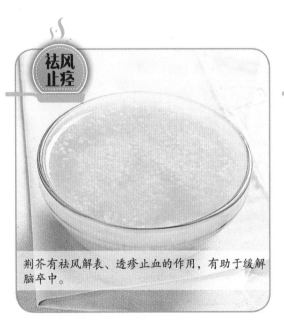

祛风止痉

荆芥有祛风解表、透疹止血的作用，有助于缓解脑卒中。

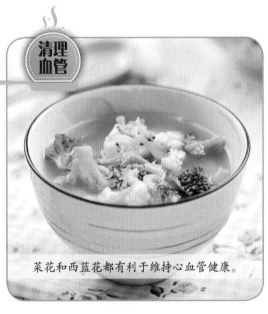

清理血管

菜花和西蓝花都有利于维持心血管健康。

荆芥粥

食疗功效
- 祛风止痉
- 发汗解表
- 清利咽喉
- 止血止痒

荆芥 5~10 克，薄荷 3~5 克，淡豆豉 5~10 克，小米 50~100 克。荆芥、薄荷和淡豆豉一起入锅，加适量水，煎取汁液，去渣后入米煮粥。

双色花菜汤

食疗功效
- 降低胆固醇
- 延缓衰老
- 提高免疫力
- 保护血管

菜花、西蓝花各 100 克，虾皮 20 克，盐、高汤各适量。菜花与西蓝花分别洗净，掰小朵；虾皮泡开。高汤入锅煮沸，放入虾皮、菜花、西蓝花同煮，煮熟后加盐调味即可。

饮食调理

脑卒中患者饮食上一定要清淡，做到低盐、低脂、低糖，注意增加维生素、膳食纤维的摄入，以提高身体抗病能力。多吃如猕猴桃、草莓、橙子等水果，洋葱、大蒜、香菇、木耳等蔬菜；适当增加海产品的摄入，如海带、海鱼等，以降低胆固醇，防止动脉粥样硬化的发生。

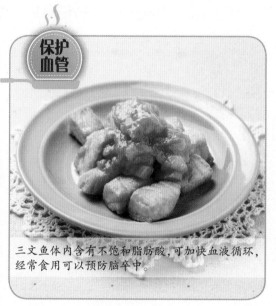

保护血管

三文鱼体内含有不饱和脂肪酸，可加快血液循环，经常食用可以预防脑卒中。

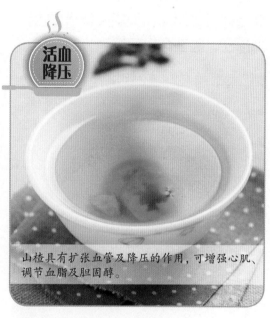

活血降压

山楂具有扩张血管及降压的作用，可增强心肌、调节血脂及胆固醇。

番茄三文鱼

食疗功效
- 保护心血管
- 提高免疫力
- 增强记忆力

三文鱼块150克，番茄1个，白皮洋葱30克，蚝油、油、盐各适量。三文鱼块抹盐，用中火把三文鱼块煎金黄后起锅备用；番茄洗净，切块；洋葱洗净，切丁。先把洋葱炒香，放入番茄翻炒，再倒入盐、蚝油、清水调味并煮至黏稠，倒在三文鱼上即可。

丹参山楂汤

食疗功效
- 行气活血
- 祛瘀止痛
- 降压降脂
- 调节胆固醇

丹参50克，山楂30克，冰糖适量。将丹参和山楂一起入锅，加水400毫升共煮，煎至250毫升，加适量冰糖服用。

神经系统疾病

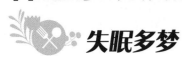

失眠多梦

失眠多梦是指睡眠质量差，从睡眠中醒来后自觉乱梦纷纭，并常伴有头昏神疲的一种症状。中医认为，该病的发生与饮食失节、情志失调、劳逸失度、久病体虚等相关。长期失眠多梦会引起免疫力下降，导致肥胖症、神经衰弱、抑郁症，甚至会出现精神分裂。

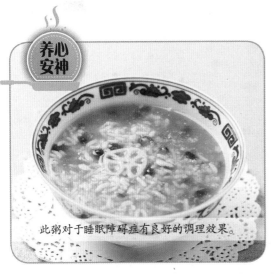

养心安神

此粥对于睡眠障碍症有良好的调理效果。

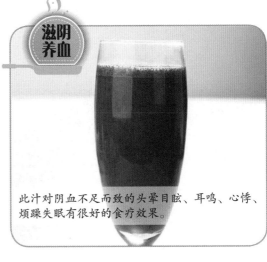

滋阴养血

此汁对阴血不足而致的头晕目眩、耳鸣、心悸、烦躁失眠有很好的食疗效果。

红豆莲藕粥

 食疗功效 ▪ 健脾和胃 ▪ 养心安神

糯米 50 克，莲藕 80 克，红豆 40克。糯米、红豆分别淘洗干净，浸泡 2 小时，捞出控水；莲藕洗净，切片。锅中加水煮沸，然后加入红豆、糯米、藕片，再次煮沸后转小火慢熬，待粥浓稠即可关火。

桑葚汁

 食疗功效 ▪ 补肝益肾 ▪ 滋阴补血 ▪ 生津润肠

桑葚 60 克，蜂蜜、盐各适量。先用清水冲洗桑葚，然后用淡盐水浸泡 10 分钟左右。将洗净的桑葚放入榨汁机中，加适量凉开水榨汁，倒入杯中，加蜂蜜调味即可。

失眠多梦患者，首先应改善心态，保持良好的心情；其次要作息规律，合理饮食。饮食宜清淡而有营养，多吃如奶类、豆类、蛋类、鱼类、蔬菜、水果等食物；应保证摄入充足的维生素C、维生素E等营养素；百合、莲子、大枣、藕粉、桑葚等有宁心安神的效果，宜适量食用。避免过饱过饥，少饮用咖啡，尤其是睡前，以免影响睡眠。

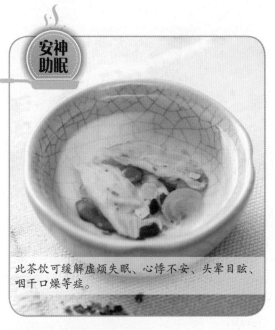

安神助眠

此茶饮可缓解虚烦失眠、心悸不安、头晕目眩、咽干口燥等症。

百合酸枣桂圆茶

食疗功效
- 滋阴安神
- 清心敛汗
- 益气养血
- 补益心脾

酸枣仁5克，百合、桂圆各3克，茶叶10克。酸枣仁、百合、桂圆分别洗净，放入锅中，加水煎煮成汁，冲泡茶叶饮用。

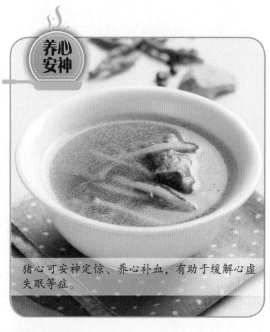

养心安神

猪心可安神定惊、养心补血，有助于缓解心虚失眠等症。

猪心酸枣仁汤

食疗功效
- 养心安神
- 健脾益胃
- 滋养肝血
- 益阴敛汗

猪心1个，茯神、酸枣仁各15克，远志10克，姜丝、盐、香油各适量。茯神、酸枣仁、远志一起下锅，用适量水煎30分钟，共煎2次，混合后去渣留液于锅中。猪心剖开洗净，切片，与姜丝一起放入锅中，烧开后转小火煮至猪心熟透，收汤，加入盐、香油调味即可。

神经衰弱

神经衰弱属中医的"郁证""不寐""心悸"等范畴。多因七情内伤，尤其与长期精神抑郁、思虑过度、精神紧张关系密切。症状时轻时重，病程多迁延。脑力劳动者常伴有超负荷的脑力劳动，为神经衰弱的高发人群。

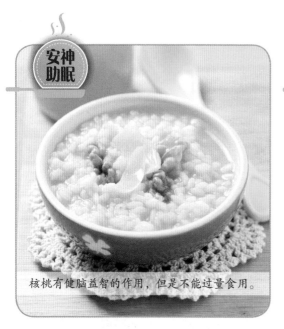

安神助眠

核桃有健脑益智的作用，但是不能过量食用。

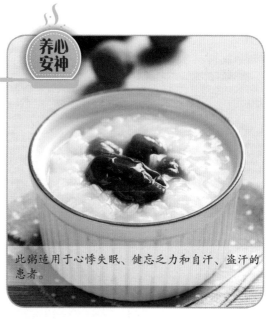

养心安神

此粥适用于心悸失眠、健忘乏力和自汗、盗汗的患者。

核桃百合粥

食疗功效
- 补气养血
- 安神助眠
- 补肾健脑
- 润泽肌肤

核桃仁、百合各 20 克，大米 50 克。百合洗净，掰成片；大米洗净，用清水浸泡 30 分钟，备用。将大米、核桃仁、百合片一起放入锅中，加适量清水，用大火煮沸后改用小火，继续煮至大米软烂即可。

桂圆大枣粥

食疗功效
- 补血安神
- 补养心脾
- 补中益气
- 健脑益智

桂圆 15 克，大枣 5 颗，大米 100 克。大枣洗净，去核；桂圆去壳取肉；大米洗净。3 种食材一同放入锅中，加入适量清水，大火煮沸后转小火熬煮，待粥黏稠即可关火。

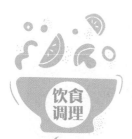

饮食调理

神经衰弱患者在饮食上适宜吃富含脂类的食物，如蛋黄、黄油、大豆、玉米、羊脑、猪脑、香油、花生及核桃等；还宜吃富含蛋白质的食物，如猪瘦肉、羊肉、牛肉、牛奶、鸡、鸭、鱼、蛋及豆制品等。伴随有失眠症状的患者可吃富含维生素 C 的食物，如柠檬、橙子等水果。

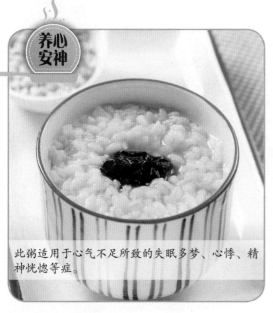

养心安神

此粥适用于心气不足所致的失眠多梦、心悸、精神恍惚等症。

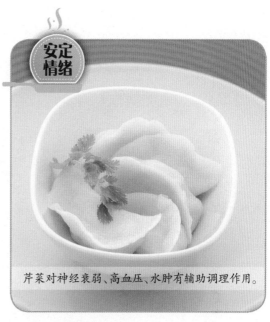

安定情绪

芹菜对神经衰弱、高血压、水肿有辅助调理作用。

小麦大枣粥

食疗功效　　■ 养心益肾　　■ 补益脾胃　　■ 清热止汗　　■ 除烦安神

小麦 50 克，大米 100 克，大枣 5 颗，白糖 20 克。大米、小麦淘洗干净，小麦加热水浸泡；大枣洗净。将小麦、大米、大枣与适量水放入砂锅中，共煮成粥，起锅时加入白糖调味。

芹菜猪肉水饺

食疗功效　　■ 平肝降压　　■ 清肠利便　　■ 安定情绪

芹菜 200 克，猪瘦肉 300 克，小麦面 800 克，油、鲜汤、盐、酱油、香油、葱、姜、蒜各适量。将小麦面和成面团，醒 20 分钟。芹菜择洗干净，和猪瘦肉一起剁成泥，调入盐、酱油等拌成馅备用。将面团擀成面皮，加入适量馅料，包成饺子，下锅煮熟即可。

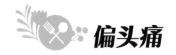

偏头痛

偏头痛是临床常见的原发性头痛之一，头痛多为偏侧，一般持续 4~72 小时，可伴有恶心、呕吐。中医将本病归属"头痛""头风"范畴，认为发病主要与肝、脾、肾三脏密切相关。光、声刺激或日常活动均可加重头痛，休息时可感到症状缓解。

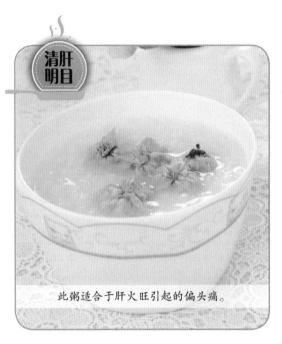

清肝明目

此粥适合于肝火旺引起的偏头痛。

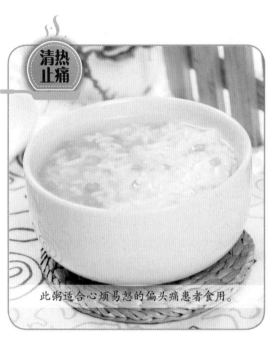

清热止痛

此粥适合心烦易怒的偏头痛患者食用。

菊花粥

食疗功效
- 疏散风热
- 清热解毒
- 平抑肝阳
- 清肝明目

菊花 15 克，大米 100 克。将大米洗净后入锅，加适量的清水熬粥，米熟后加入菊花再煮 5 分钟左右即成。此粥可每天吃 1 次，尽量在早饭时食用。

芹菜粥

食疗功效
- 清热止痛
- 镇静安神
- 平肝降压
- 养血补虚

连根芹菜 12 克，大米 250 克。芹菜洗净，切碎；大米淘洗干净。锅中加入大米和适量清水熬粥，米熟后加入切好的芹菜碎再煮 5 分钟左右即成。

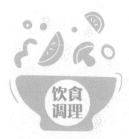

饮食调理

偏头痛患者的饮食宜清淡，平时要尽量选用瘦肉、谷类、豆类、蔬菜等食物，以保护心脑血管、疏解压力、缓和情绪。奶酪、巧克力以及腌渍沙丁鱼、鸡肝、番茄、乳酸饮料等食物中具有造成血管痉挛的物质，易导致头痛发作，这类食物要少食。

活血化瘀

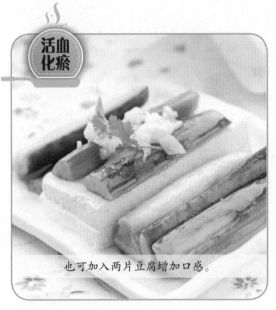

也可加入两片豆腐增加口感。

蒜蓉丝瓜

食疗功效
- 清暑凉血
- 通经络
- 清热化痰
- 行血脉

丝瓜300克，大蒜20克，盐、油、生抽、香菜各适量。丝瓜洗净，切成条状，排入盘中。大蒜去皮，剁成蓉，下油锅中爆香，再加盐、生抽搅匀，舀出淋于丝瓜上。将丝瓜入锅蒸5分钟，出锅后撒上香菜即可。

息风止痛

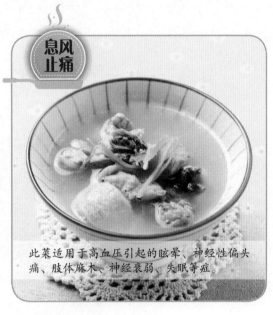

此菜适用于高血压引起的眩晕、神经性偏头痛、肢体麻木、神经衰弱、失眠等症。

天麻焖鸡块

食疗功效
- 养血补虚
- 平肝息风
- 通络止痛

鸡肉500克，天麻10克，葱、姜、油、料酒、盐、白糖各适量。天麻洗净，切薄片，放小碗内上屉蒸10分钟备用；鸡洗净，去骨切块。热锅烧油，放入葱、姜煸出香味，加入鸡块、料酒、盐、白糖，翻炒均匀，加入清水、天麻片，用小火焖40分钟左右即可。

骨科疾病

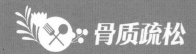

骨质疏松

　　骨质疏松是一种代谢性骨病。中医上还未统一病因病机，一般认为肝肾亏虚是根本病因；也有研究认为脾虚是该病的重要病因，血瘀是促进因素，外邪是诱发因素。骨质疏松患者临床常见腰背酸痛或周身酸痛，身体负重时疼痛加重，严重时翻身、起坐及行走均有困难。

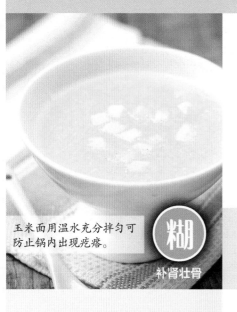

玉米面用温水充分拌匀可防止锅内出现疙瘩。

糊

补肾壮骨

山药玉米糊

　　玉米面100克，山药50克，冰糖10克。山药洗净，蒸熟，剥去外皮，切成小丁；玉米面用温水调成糊。锅内加入适量清水，大火烧沸，用竹筷缓缓拨入玉米糊，再改用小火熬煮10分钟。山药丁入锅，与玉米糊同煮成粥，加入冰糖调味。

食疗功效 此粥可以补肝肾、益精血、壮骨，适用于虚羸、消渴、骨质疏松等症。

海参乌鸡汤

　　乌鸡肉250克，干海参30克，葱、姜、料酒、枸杞子、大枣各适量。海参泡发后切碎；乌鸡切块，用开水汆去血沫杂质。除海参外，其余材料一同放入瓷煲中，加适量温水，大火烧开转小火炖1.5小时，加入海参碎，小火熬煮30分钟即可。

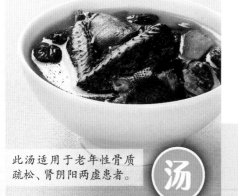

此汤适用于老年性骨质疏松、肾阴阳两虚患者。

汤

强筋健骨

食疗功效 乌鸡性平，味甘，可滋阴清热、补肝益肾、健脾止泻。此汤可提高生理机能、延缓衰老、强筋健骨，从而预防骨质疏松。

摄入丰富的营养是预防骨质疏松的关键。骨质疏松患者要多吃深绿色叶菜，以确保补充足量的钙、镁、钾和维生素；宜常吃富含蛋白质的食物，如坚果、鱼类、禽类和猪瘦肉等。忌吃油腻难消化的食物，如油炸、熏制、烧烤、生冷、刺激性食物；忌吃高盐、高脂肪的食物。

黄芪虾皮汤

黄芪 20 克，虾皮 50 克，葱、姜、盐各适量。黄芪切片，水煎取汁，放入洗净的虾皮及葱、姜，加适量清水，烧沸后煨炖 20 分钟，加入盐调味即可。

[食疗功效] 黄芪有补益气血、滋补强身的作用；虾皮中富含钙质。此汤可以补益脾肾、补充钙质，适用于钙质不足引起的骨质疏松。

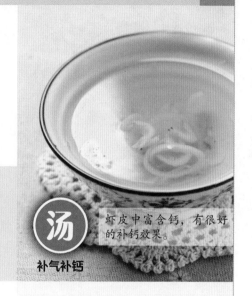

虾皮中富含钙，有很好的补钙效果。

汤 补气补钙

海带排骨汤

海带 250 克，猪排骨 400 克，枸杞子、盐各适量。海带泡发，切丝；猪排骨剁块，洗净，汆水。将排骨、海带放入锅中，加水大火烧沸，加入枸杞子，转小火炖煮至排骨熟烂，加盐即可。

[食疗功效] 海带可以促进骨骼生长；排骨中有丰富的钙元素。食用此汤可以预防缺钙导致的骨质疏松。

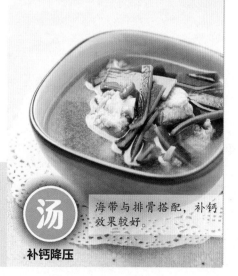

海带与排骨搭配，补钙效果较好。

汤 补钙降压

中医认为颈椎病多是年老体弱、气血衰退、肝肾亏损所致，但与局部长期劳损或外伤也有直接关系。另外，风、寒、湿等外邪侵袭人体，阻滞经脉，导致气血运行不畅，也会出现颈椎病。本病以 40 岁以上中老年人居多。临床多见头晕、颈肩部酸痛等症状。

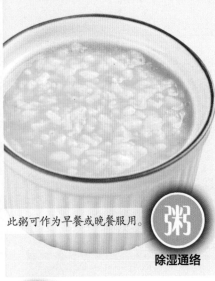

此粥可作为早餐或晚餐服用。

粥

除湿通络

木瓜陈皮粥

木瓜、川贝母、陈皮、丝瓜络各 10 克，大米 50 克，冰糖适量。各材料分别洗净，木瓜、川贝母分别切块。木瓜块、陈皮、丝瓜络水煎取汁，然后与大米、川贝母共煮成粥，粥熟后加入冰糖调味即成。

（食疗功效） 木瓜归肝经、脾经，有平肝和胃、祛湿舒筋的作用。此粥适用于颈椎病患者。

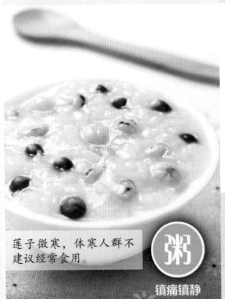

莲子微寒，体寒人群不建议经常食用。

粥

镇痛镇静

莲芡粥

莲子、芡实、白扁豆各 15 克，大米 100 克，冰糖适量。将莲子、芡实、白扁豆洗净；大米淘净。所有材料放入锅内，加适量清水，大火煮沸后转小火熬煮，至粥浓稠，加入冰糖调味即成。

（食疗功效） 莲子、芡实补中益气，为滋补食物。此粥可补脾益肾、收敛止泻、镇痛镇静，有助于缓解腹泻、神经痛、关节疼痛等症。

饮食调理

颈椎病患者饮食调理应遵循合理搭配、不偏食的原则，以富含钙、蛋白质、B族维生素、维生素C和维生素E的饮食为主，如牛奶、鱼、猪尾骨、大豆等；应多吃葛根、苦瓜、丝瓜等清热、解肌、通络的食物。另外，属寒湿阻滞经络者，应多吃些羊肉等温经散寒的食物；属血虚气滞者，应多进食鲤鱼、黑豆等食物。

川芎白芷鱼头汤

川芎、白芷各10克，鳙鱼头1个，生姜片、油、盐各适量。将鳙鱼头洗净，去鳃。起油锅，下鱼头煎至微黄，取出；川芎、白芷、姜片分别洗净。把川芎、白芷、姜片、鱼头一起放入炖锅内，加适量开水，小火隔水炖2小时，最后加盐调味即可。

食疗功效 川芎、白芷有行血活气的作用；鳙鱼头含有丰富的蛋白质。此汤能散寒解表、舒筋止痛，适合颈椎病患者食用。

汤

舒筋止痛

鳙鱼头富含卵磷脂和不饱和脂肪酸，对降低血脂、健脑及延缓衰老有好处。

葛根煲猪脊骨

葛根30克，猪脊骨500克，盐适量。先将葛根去皮切片，猪脊骨切段；再将葛根、猪脊骨一同放入锅内，加盐和适量清水，大火煮沸后转小火煲汤，食肉饮汤。

食疗功效 葛根有发表解肌、升阳透疹、解热生津的作用。此汤能舒筋活络、益气养阴，适用于颈椎病患者。

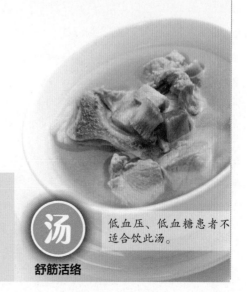

汤

舒筋活络

低血压、低血糖患者不适合饮此汤。

　　中医认为肩周炎是因为肝肾不足、气血渐亏，加之肩部长期劳损，或感受风、寒、湿等外邪，致使肩部气血凝涩，筋失濡养，经脉拘急所致。故外邪侵袭、劳损为其外因，气血虚弱、血不荣筋为其内因。多见于体力劳动者。此病以肩关节疼痛和活动不便为主要症状。

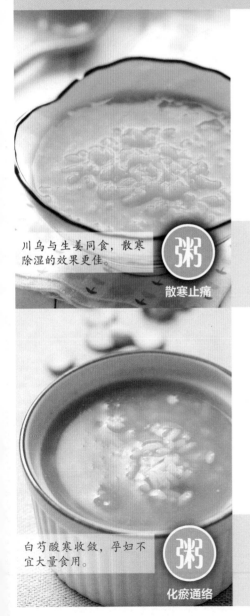

川乌与生姜同食，散寒除湿的效果更佳。

粥
散寒止痛

白芍酸寒收敛，孕妇不宜大量食用。

粥
化瘀通络

川乌粥

　　川乌约5克，大米50克，姜汁、蜂蜜各适量。川乌捣碎，研为粉末；大米淘洗干净。先煮大米，粥快成时加入川乌末，改用小火慢煎。待熟后加入姜汁及蜂蜜，搅匀，稍煮即可。

（食疗功效） 此粥有助于祛散寒湿、通利关节、温经止痛，适用于湿寒侵袭所致的肩周炎患者。

白芍桃仁粥

　　白芍20克，桃仁15克，大米60克。先将白芍水煎取液，约500毫升，再把桃仁去皮尖，捣烂如泥，加水研汁，去渣。用两味汁液同大米煮成稀粥，即可食用。

（食疗功效） 此粥有助于活血化瘀、通络止痛，适用于肩周炎晚期瘀血阻络者。

饮食调理

肩周炎患者宜补充钙质和蛋白质，如牛奶、鸡蛋、豆制品、黑木耳等；宜吃畅通气血、舒筋活络的食物，如玉米、丝瓜、小油菜、西瓜子、芝麻、羊肉、猪腰、韭菜、核桃等。忌吃肥腻、生冷、寒凉的食物；忌食海产品以及铁含量较高的食品；忌用铁锅烧菜。

附桂猪蹄汤

附子、桂枝各 10 克，桑枝 30 克，羌活 15 克，猪蹄 1 对，盐、胡椒粉各适量。猪蹄去毛，洗净，剁开；诸药装入纱布袋。猪蹄与纱布袋共入锅，加水炖至猪蹄熟后，去纱布袋，加盐、胡椒粉调味，煮沸服食。

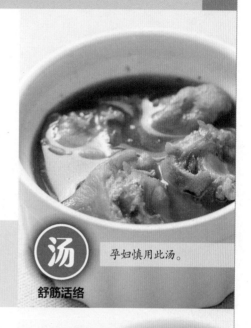

汤

孕妇慎用此汤。

舒筋活络

食疗功效 此汤有祛风温经、助阳化湿的作用，可缓解和改善肩周炎症状。

桑枝鸡汤

桑枝 60 克，老母鸡 1 只，盐适量。桑枝洗净，切成小段；鸡洗净，切块。桑枝与鸡肉共入锅，加适量水煮至鸡肉烂熟、汤浓后，加盐调味即可。

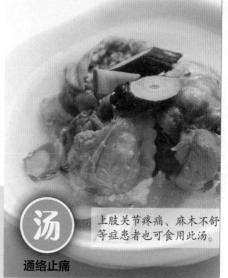

汤

上肢关节疼痛、麻木不舒等症患者也可食用此汤。

通络止痛

食疗功效 此汤可补气血、祛风湿、通经络、止痹痛，适用于肩周炎慢性期且体虚风湿阻络者。

风湿性关节炎

中医认为风湿性关节炎与外感风、寒、湿、热等邪以及人体正气不足有关。通常所说的风湿性关节炎是风湿热的主要表现之一，临床上主要表现为关节和肌肉游走性酸楚、疼痛，可出现急性发热，受累关节多为膝、踝、肩、肘、腕等部位。

鳝鱼汤

鳝鱼1条，生姜、葱花、黄酒各适量。将鳝鱼洗净后取肉切段，和生姜、黄酒同入锅中，加适量水炖汤，撒上葱花即可。

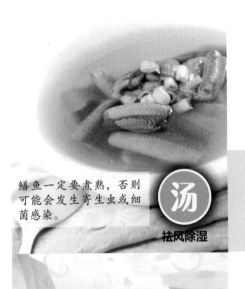

鳝鱼一定要煮熟，否则可能会发生寄生虫或细菌感染。

汤 祛风除湿

食疗功效 鳝鱼性温，是传统养生食材。此汤能补虚损、祛风湿、强筋壮骨，缓解关节疼痛。

红花香菇汤

香菇30克，红花6克，黄瓜100克，姜、葱、盐、油各适量。香菇洗净，切片；红花洗净；黄瓜洗净，切成菱形薄片；姜切片；葱切段。油锅烧热，加入葱、姜爆香，加入适量清水，烧沸，加入香菇、红花、黄瓜片和盐，用中火烧15分钟，再转小火炖煮50分钟即可。

炒菜过程中如果汤汁过少，可加适量清水。

菜 活血抗炎

食疗功效 红花有活血通经、祛瘀止痛的作用；香菇有助于减轻炎症反应。常喝此汤，可以缓解瘀血阻滞引起的风湿性关节炎。

当风湿性关节炎发作、关节红肿热痛时，饮食宜清淡，营养要丰富，可多摄入富含优质蛋白质、维生素的食物，汤、粥是比较好的选择。平时可多吃有祛风除湿、温经通络作用的食物，如黑豆、赤小豆、莲子等；也可以饮药酒舒筋活血。忌食辣椒、羊肉等辛热燥火的食物；忌食生冷、油腻的食物。生活中也要注意保暖，远离寒凉湿冷之地。

枸杞炒金针菇

枸杞子 15 克，金针菇 200 克，油、盐各适量。枸杞子用温水泡发；金针菇、枸杞子分别洗净，沥干水分。油锅烧热，先放入枸杞子爆炒，再加入金针菇拌炒至熟，加盐调味即可。

[食疗功效] 金针菇有助于补充营养，增强免疫力，搭配滋补肝肾的枸杞子做成菜，适合阳虚并有关节疼痛症状的患者食用。

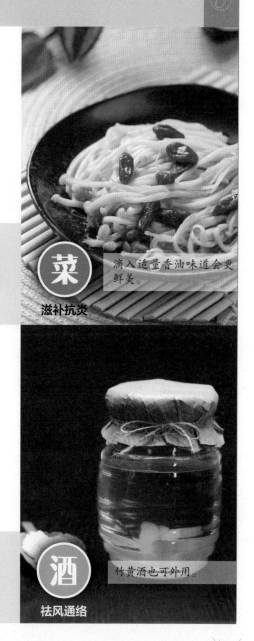

菜
滋补抗炎

滴入适量香油味道会更鲜美。

竹黄酒

竹黄 30 克，白酒 500 毫升。将竹黄、白酒共置入干净带盖的容器中，密封浸泡 7 天，开封装瓶即可饮用。口服，每次 10 毫升，每日早晚各 1 次。

[食疗功效] 竹黄具有祛风除湿、活血舒筋、止咳的作用。竹黄酒可以祛风通络、温中止痛，适用于风湿性关节炎。

酒
祛风通络

竹黄酒也可外用。

类风湿性关节炎

中医认为，类风湿性关节炎主要是正气不足，感受风、寒、湿、热之邪所致，或素体阴虚，阳气偏盛，邪从热化，气血为病邪阻闭所致。病情严重者可见关节畸形及功能丧失，并伴有体重减轻、低热等症状。

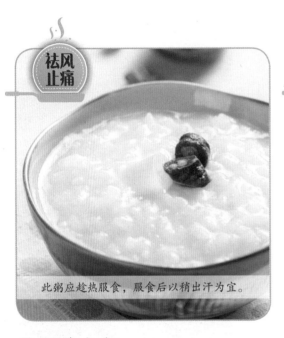

祛风
止痛

此粥应趁热服食，服食后以稍出汗为宜。

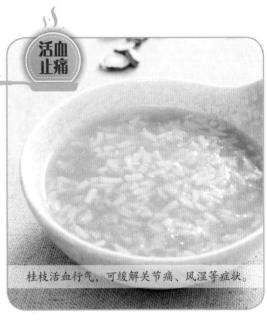

活血
止痛

桂枝活血行气，可缓解关节痛、风湿等症状。

防风葱白粥

食疗功效
- 祛风散寒
- 解表止痛
- 祛湿止痉

防风 10~15 克，葱白 2 根，大米 30~60 克。将防风和葱白水煎，取汁去渣，与大米同煮成粥即可。

桂枝粥

食疗功效
- 补肾强腰
- 补阳气
- 通络止痛
- 暖脾胃

桂枝 10 克，大米 100 克，葱白 2 根，生姜片适量。将桂枝洗净，放入锅中，加适量清水，浸泡 5~10 分钟后，加入葱白、姜片，水煎取汁去渣，加大米煮成粥。每日 1~2 次，连食 3~5 天。

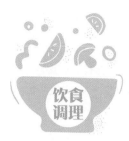

饮食调理

类风湿性关节炎患者宜多补充维生素（尤其是维生素C）、膳食纤维和钙，可多吃新鲜蔬菜、水果、牛奶、瘦肉。在保证营养全面合理的前提下，适当限制高热量食物的摄入，少吃海鲜，如海参、海鱼、海虾等；少吃肥腻食物、油炸食品及甜食；土豆、山药等含淀粉多的食物也要少吃。

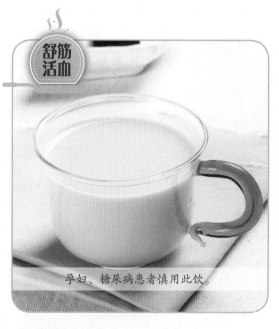

舒筋活血

孕妇、糖尿病患者慎用此饮。

鹿角胶牛奶

食疗功效
- 舒筋活血
- 补血益气
- 祛风镇痛
- 补肾强腰

鹿角胶8克，牛奶200毫升，蜂蜜适量。牛奶煮沸，加入鹿角胶、蜂蜜，调匀即成。睡前饮用。

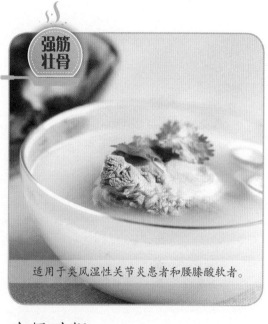

强筋壮骨

适用于类风湿性关节炎患者和腰膝酸软者。

牛尾砂锅

食疗功效
- 补气养血
- 强筋壮骨
- 增强体质
- 滋补容颜

牛尾500克，黄酒、葱段、姜片、香菜各适量。将牛尾洗净，加水、黄酒、葱段、姜片，用砂锅炖至烂熟，撒上香菜，食肉喝汤。

骨折

　　骨折是指骨结构的连续性完全或部分断裂。中医将骨折分为初、中、晚期三个阶段：初期，气血淤滞，血离经脉，治宜行气活血、消肿止痛；中期，瘀血阻络，新血不生，筋不能续，治宜化瘀生新、续筋接骨；后期，肝肾亏虚，筋骨失养，治宜补肝肾、强筋健骨。

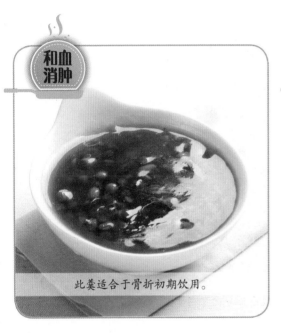

和血
消肿

此羹适合于骨折初期饮用。

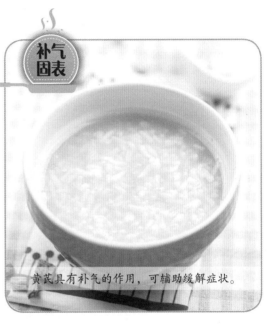

补气
固表

黄芪具有补气的作用，可辅助缓解症状。

赤小豆红糖羹

食疗功效　■ 和血排脓　■ 消肿解毒　■ 健脾祛湿

　　赤小豆 100 克，红糖适量。赤小豆淘洗干净，加水煮至软烂，调入红糖，用小火煮成羹糊即可。早晚 2 次分服。

黄芪大米粥

食疗功效　■ 增强免疫力　■ 促进伤口愈合

　　黄芪 30~60 克，大米 100 克。黄芪与适量水入锅，大火煮沸，滤渣取汁，和大米共煮成粥，早晚服食。

饮食调理

骨折初期受伤部位瘀血肿胀，饮食需要以清淡、易消化的食物为主，多食用蔬菜、蛋类、水果等，忌食酸辣、燥热、油腻，尤其不可过早食用肥腻滋补之品，如骨头汤、鸡汤等，以免瘀血积滞，难以消散，影响日后关节功能恢复。骨折中期，即骨折后3~4周，此时大部分瘀血被吸收，可适当补充高营养的食物，如鸡蛋、虾、牛奶、豆制品等。骨痂形成期，即伤后6~8周，此时期应辅以补肝补肾、益气补血的药物，促进关节恢复原有功能，饮食上可以解除禁忌，以高营养的食物给以进补，如骨头汤、鸡汤、鱼汤等。

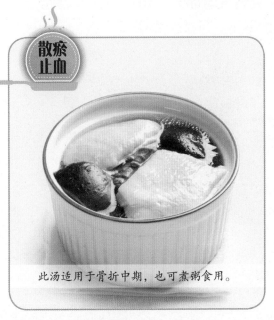

散瘀止血

此汤适用于骨折中期，也可煮粥食用。

三七香菇鸡汤

食疗功效
- 散瘀止血
- 消肿止痛
- 滋补强壮
- 提高免疫力

三七10克，鸡肉250克，香菇、姜片、盐各适量。三七切片；香菇去蒂，洗净，掰块；鸡肉洗净，切块，入清水锅中汆去血沫。所有食材放入锅中，加适量水，大火煮沸后转小火炖，炖至鸡肉熟烂即可。

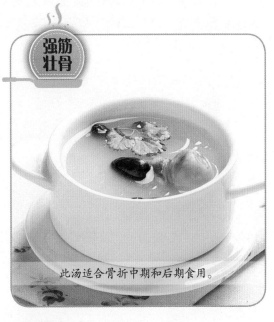

强筋壮骨

此汤适合骨折中期和后期食用。

羊骨汤

食疗功效
- 强筋壮骨
- 补肾壮阳
- 温中止泻
- 祛风除湿

羊棒骨500克，大枣3颗，盐、花椒、小茴香、白胡椒、香菜各适量。羊棒骨洗净，冷水下锅汆出血沫，捞出备用。砂锅中加入温水，下入羊棒骨，水开后再次除去多余浮沫，加入花椒、小茴香和大枣小火慢炖2小时，出锅前加入盐、白胡椒、香菜即可。

五官科疾病

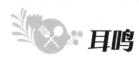

耳鸣

耳鸣本身并不是一种疾病，而是一种症状。中医把耳鸣分为虚、实两类。实证有因风邪外袭，侵及耳窍所致；有因肝气郁结上逆，阻塞清窍，或肝郁化火上扰清窍所致；有痰郁化火上壅，阻塞气道而致。虚证有因肾精亏虚，髓海不足而致；有因脾胃虚弱，气血化生不足，不能上奉于耳而致。

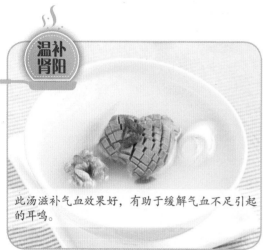

温补
肾阳

此汤滋补气血效果好，有助于缓解气血不足引起的耳鸣。

枸杞猪腰汤

食疗功效	■ 滋补肝肾	■ 明目润肺
	■ 温补肾阳	■ 补中益气

枸杞子25克，猪腰2个，核桃仁、葱段、姜片、油、盐各适量。将猪腰去内膜，切麦穗花刀后放入热油锅中，加葱段和姜片小炒至熟。锅中加适量水，与枸杞子、核桃仁小火炖熟，加盐调味即可。

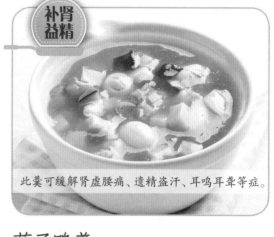

补肾
益精

此羹可缓解肾虚腰痛、遗精盗汗、耳鸣耳聋等症。

莲子鸭羹

食疗功效	■ 清热降火	■ 补肾益精
	■ 补中益气	■ 清心安神

鸭肉250克，莲子100克，香菇30克，料酒、盐、油、葱花、姜片、胡椒粉各适量。鸭肉洗净，切丁；莲子去壳及心；香菇切粒。热锅烧油，放入葱花、姜片爆香，加入鸭肉炒至变色，加料酒、盐、胡椒粉煸炒入味。锅中加入适量水，放入莲子、香菇，大火烧沸后转小火炖至鸭肉软烂即可。

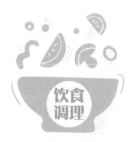

饮食调理

耳鸣患者饮食宜清淡，要多吃新鲜蔬菜，如白菜、芹菜、西蓝花等；多吃富含维生素的食物，如枸杞子、猕猴桃、菠萝、草莓、大枣等；多吃富含锌的食物，如牛肉、鱼肉、鸡蛋、鸡肉、海产品等；多吃有活血功效的食物，如韭菜、黑木耳、黄酒、红葡萄酒等；多吃含铁食物，如紫菜、黑木耳等。要改变不良饮食习惯，少吃肥腻食物和甜食；忌食含咖啡因的食物；肾虚耳鸣者，尤其要少吃温燥的食物。

补肾补钙

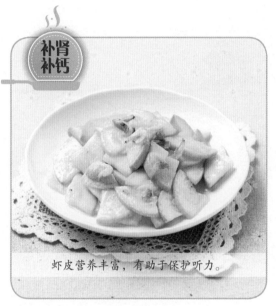

虾皮营养丰富，有助于保护听力。

西葫芦炒虾皮

食疗功效 ■ 补肾补虚　■ 清热利尿　■ 除烦止渴　■ 补钙

西葫芦300克，虾皮100克，盐、酱油、油各适量。西葫芦洗净，切片；虾皮洗净。锅中加水烧沸，放入西葫芦焯烫片刻，捞起沥干水。锅中油烧热，倒入西葫芦和虾皮翻炒，再调入酱油和盐炒匀即可。

养肝补脾

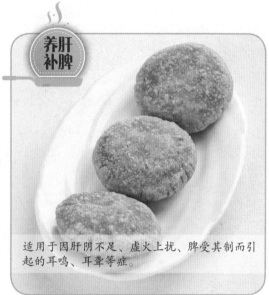

适用于因肝阴不足、虚火上扰、脾受其制而引起的耳鸣、耳聋等症。

枣柿饼

食疗功效 ■ 养肝补脾　■ 滋阴润燥　■ 清热止咳

柿饼30克，山茱萸10克，大枣10颗，小麦面10克，油适量。柿饼去皮，切块；大枣洗净，去核；柿饼、大枣连同山茱萸捣碎、拌匀，放入烤箱烘干。小麦面和适量水调和，做成小饼，将烘干的馅料包裹于内。锅内热油，将饼烙熟即可。

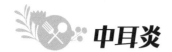

中耳炎

中医认为中耳炎主要是因肝胆湿热、邪气盛行所导致，属"耳胀""耳闭""耳聋"范畴。本病分急性中耳炎和慢性中耳炎，急性中耳炎可见耳部持续性隐隐疼痛、听力下降、耳鸣。急性中耳炎治疗不彻底，会变成慢性中耳炎。慢性中耳炎很难治愈，常会导致耳聋。

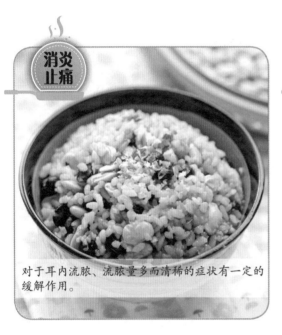

消炎止痛

对于耳内流脓、流脓量多而清稀的症状有一定的缓解作用。

豆饭

食疗功效	■ 健脾渗湿	■ 利水消肿
	■ 消炎止痛	

白扁豆、黑豆各50克，郁李仁15克，大米250克。将准备好的材料洗干净，郁李仁去皮研磨备用，白扁豆、黑豆浸泡一夜，加入郁李仁、大米和适量水一起煮至五成熟，过滤，再上笼蒸熟即可。

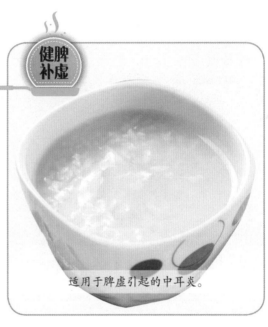

健脾补虚

适用于脾虚引起的中耳炎。

白术山药粥

食疗功效	■ 调养脾胃	■ 益气补虚
	■ 敛汗止泻	■ 滋养强壮

白术15克，怀山药18克，大米适量。怀山药洗净，切块；大米淘洗干净。白术水煎取汁，与怀山药和大米一同放入煲中，大火煮沸转小火煲，煲至粥浓稠即可。

饮食调理

　　中耳炎患者宜吃清淡、易咀嚼、易消化的食物，如米粥、馒头、面条、牛奶、豆浆、豆腐、西瓜、红薯、山药、茄子、丝瓜、芥菜、鲫鱼等。忌食辛辣刺激的食物，如辣椒、姜、大蒜、酒等；忌食发物，如鱼、虾、蟹等水产品；鸡蛋、香菜也要少吃；忌食肥甘厚味、生冷食物。此外，中耳炎患者发病时，不宜吃热性补药，如人参、鹿茸、肉桂、牛鞭、附子等。

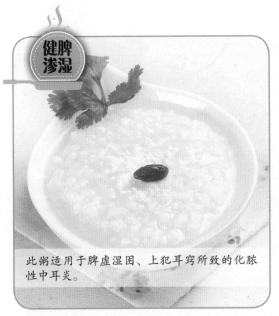

健脾渗湿

此粥适用于脾虚湿困、上犯耳窍所致的化脓性中耳炎。

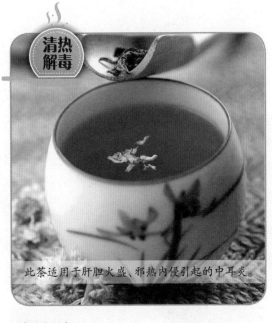

清热解毒

此茶适用于肝胆火盛、邪热内侵引起的中耳炎。

白茯苓粥

食疗功效
- 健脾渗湿　■ 利水消肿
- 滋补强壮

　　白茯苓粉 15 克，大米 100 克。大米淘洗干净。大米、白茯苓粉放入锅内，加适量水，大火烧沸后转用小火炖至米烂即可。每日 2 次，早晚餐服用。

菊槐茶

食疗功效
- 解毒通络　■ 平肝祛风
- 清火降压

　　槐花、菊花、绿茶各 3 克，用沸水冲泡。代茶频饮。

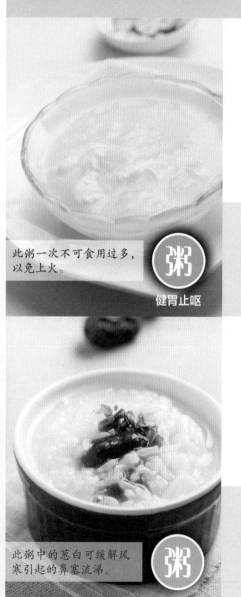

过敏性鼻炎

中医认为过敏性鼻炎的发生，内因多为脏腑功能失调，以肺、脾、肾之虚损为主，其病主要在肺，但与脾、肾关系密切，外因多为感受风寒，异气之邪侵袭鼻窍。本病好发于儿童和青壮年，男女发病无明显差异，以发作性喷嚏、流涕和鼻塞为主要症状。

参苓粥

党参、茯苓各 10 克，姜片 5 克，大米 100 克。党参切薄片，煎取药汁 2 次，将茯苓捣碎泡 30 分钟，加大米、姜片同煮成粥。

此粥一次不可食用过多，以免上火。

粥
健胃止呕

食疗功效 党参、茯苓有补脾益胃的作用；生姜能温中健胃、止呕。此粥可益气补虚、健脾养胃、止呕，有助于缓解过敏引起的食欲缺乏、反复呕吐等症状。

葱白大枣鸡肉粥

大枣 10 颗，鸡肉、大米各 100 克，香菜、生姜各 10 克，葱白适量。将大米、鸡肉、生姜、大枣一起煮粥，粥成后，再加入葱白、香菜，调味服用。

此粥中的葱白可缓解风寒引起的鼻塞流涕。

粥
疏风散寒

食疗功效 此粥可疏风散寒、温中养血、健脾养胃、活血通窍、强筋壮骨，有助于缓解风寒型过敏性鼻炎引起的鼻塞、打喷嚏、流清涕、咳嗽、咽痛等症状。

对于过敏性鼻炎患者，首先要排除过敏原，可以尝试吃一些有预防或抑制过敏症状的食物，比如，胡萝卜、金针菇等。在过敏期间，应避免食用鱼、虾、蛋类等容易导致过敏反应的食物，少吃水分较大的水果避免果汁浸渍皮肤，如芒果、梨、桃、橘子等。此外，还要忌食寒凉生冷、刺激性食物。

大枣白果汤

大枣、白果各 3 颗。大枣和白果一同放入小锅中，加入适量水，中火烧 10 分钟煮沸即可。

[食疗功效] 白果能敛肺气、定咳喘，并有固肾的作用；大枣能补中益气、健脾和胃、补血。大枣搭配白果可敛肺涩肠、补益气血，适合患过敏性鼻炎的患者食用。

汤

白果能抗菌消炎，但不可多食。

补益气血

牛奶杏仁饮

牛奶 500 毫升，杏仁 10 克，黑芝麻适量。牛奶倒入锅中，加入杏仁，用小火慢慢煮沸后，撒上黑芝麻即可。

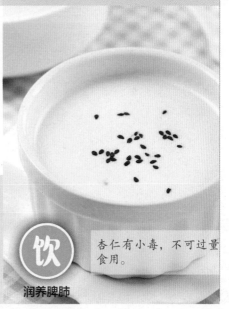

[食疗功效] 杏仁能止咳平喘、润肠通便；芝麻有润五脏、强筋骨、益气等作用。此饮可滋补肝肾、润养脾肺、强壮身体，对过敏性呼吸道疾病有一定的缓解作用。

饮

杏仁有小毒，不可过量食用。

润养脾肺

慢性咽炎

慢性咽炎是指咽部黏膜、黏膜下及淋巴组织的慢性炎症。临床上表现为咽部各种不适感觉（异物感、发痒、灼热干燥、微痛），自觉咽喉部有黏稠样分泌物不易咳出；患者咳嗽频繁，常伴有恶心，严重者有声嘶、咽痛、头痛、头晕、乏力、消化不良、低热等全身或局部症状。中医根据临床表现将本病归属在"虚火喉痹""帘珠喉痹"等范畴。

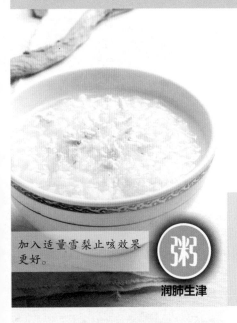

加入适量雪梨止咳效果更好。

粥

润肺生津

沙参粥

沙参15克，大米100克，冰糖适量。先煎沙参，去渣，取汁。将药汁和大米共煮成粥，煮至米熟后，加入冰糖，再稍煮片刻即可。

食疗功效 此粥可润肺清胃、养阴生津，适用于肺热肺燥所致的干咳少痰，或肺胃阴虚所致的久咳无痰，咽干或热病伤津所致的口渴等症。

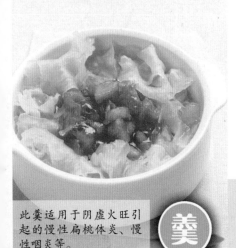

此羹适用于阴虚火旺引起的慢性扁桃体炎、慢性咽炎等。

羹

生津利咽

银耳番茄羹

银耳15克，番茄100克，冰糖适量。将银耳用水泡发、洗净，撕成小片，放入砂锅中，中火熬至浓稠；再放入洗净去皮、切碎捣烂的番茄，和银耳一起煮开，最后加入冰糖调味。

食疗功效 银耳有滋阴润肺的作用；番茄能清热解毒、生津利咽，加入冰糖后，酸甜可口。此羹是一道兼顾美味和食疗功效的药膳。

饮食调理

慢性咽炎病因复杂，症状持续时间久，难以治愈，应当以预防为主。平时应注意饮食卫生，多喝水，保证营养均衡。戒烟、戒酒，远离雾霾、粉尘等诱发因素，避免刺激咽喉。多吃富含维生素 C 的水果和蔬菜，比如苹果、橘子、番茄等；宜吃抗菌消炎、富含优质蛋白的食物。少吃烟熏、打蜡、过冷、过热或辛辣的食物。

罗汉果瘦肉汤

罗汉果 3 颗，猪瘦肉 200 克，玉米半根，胡萝卜 1 根，姜片、盐各适量。猪瘦肉切块，用开水汆 2 分钟；玉米、胡萝卜洗净切块。罗汉果、猪瘦肉和姜片放入砂锅中，大火煮沸后转小火煲 1 小时，放入玉米和胡萝卜煮熟，加盐调味即可。

食疗功效 罗汉果有很高的药用价值及保健作用，能维护咽部健康，缓解咽喉不适。此汤营养丰富、清热利咽、止渴润燥，对缓解扁桃体炎、慢性咽炎都有很好的效果。

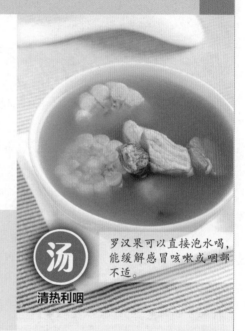

汤

清热利咽

罗汉果可以直接泡水喝，能缓解感冒咳嗽或咽部不适。

无花果枸杞茶

无花果 15 克，枸杞子 10 克，冰糖适量。无花果和枸杞子放入砂锅中，加水煎沸，出锅前放入冰糖，再次煮沸即可。代茶饮，每日 1 次，饮后嚼服无花果及枸杞子。

食疗功效 无花果能清肺润喉；枸杞子可以补肝益肾、养肝明目、滋阴润燥；冰糖也有润肺降火的作用。三者搭配起来，可以缓解咽喉炎症及咽喉红肿疼痛。

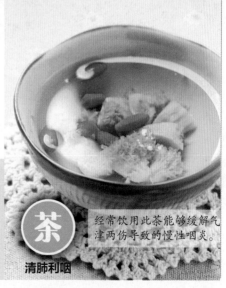

茶

清肺利咽

经常饮用此茶能够缓解气津两伤导致的慢性咽炎。

口腔溃疡

口腔溃疡俗称"口疮"，是一种溃疡性损伤病症。不同年龄阶段的人均能发病，且发病率较高。口腔溃疡发作时局部灼痛明显，还可并发口臭、咽炎、烦躁等症状，严重者会影响饮食、说话，给患者日常生活造成很大不便。中医认为本病主要是由脾胃积热、心火上炎及虚火上浮而致。

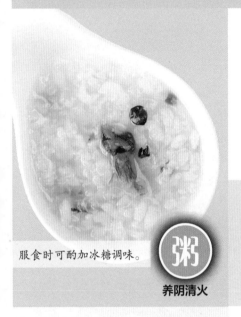

服食时可酌加冰糖调味。

粥

养阴清火

枣竹灯心草粥

酸枣仁、玉竹各20克，灯心草6克，糯米200克，冰糖适量。酸枣仁、玉竹、灯心草分别洗净，用洁净纱布包扎，放入锅中。锅中加水和糯米，大火烧开，小火煮成粥，捞出纱布袋即可食用。

[食疗功效] 酸枣仁可养心安神；玉竹可滋阴养液；灯心草可清心火、除湿热；糯米可养阴益气、和中健胃。4种材料共煮成粥，可养阴清火、安神镇静、和中除烦，适用于有口腔溃疡的患者。

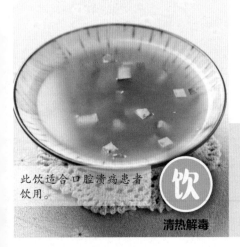

此饮适合口腔溃疡患者饮用。

饮

清热解毒

瓜皮绿豆饮

西瓜皮100克，绿豆30克，冰糖适量。绿豆洗净，浸泡4小时；西瓜皮洗净，切丁。西瓜皮和绿豆一起倒入汤锅，煮沸后再用小火煮30分钟，加入冰糖再煮几分钟，放凉后饮用。

[食疗功效] 西瓜皮具有凉血、利尿的作用；绿豆可以清热解毒。将西瓜皮和绿豆一起煮汤食用，有助于清热、解毒、利湿。

口腔溃疡患者宜清淡饮食，多吃新鲜蔬果，如番茄、茄子、胡萝卜、白萝卜、白菜、菠菜、苹果等，补充维生素和微量元素，有利于溃疡愈合。优质蛋白质也有助于修复口腔溃疡创面，如牛奶、鸡蛋、瘦肉、豆类等。不宜过多食用辛辣食物或容易引起上火的油炸食物，以免损伤口腔黏膜，不利于口腔溃疡创面修复。

荷叶冬瓜汤

荷叶半张，冬瓜250克，盐适量。冬瓜洗净，切块，与荷叶一起加水煲汤，加适量盐调味，凉温喝汤，可吃少量冬瓜。分次少量服用。

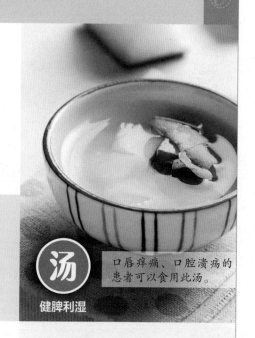

汤

健脾利湿

口唇痹痛、口腔溃疡的患者可以食用此汤。

食疗功效 冬瓜有利水的效果，和荷叶一起做汤，有清热解暑、生津止渴、健脾利湿的作用，比较适合夏季心烦气躁、肺热咳嗽、食欲不好的人食用。

麦冬石斛茶

石斛、麦冬各5克。将麦冬、石斛放入杯中，用开水冲泡，加盖闷10分钟，凉温饮用。一般可冲泡3~5次。

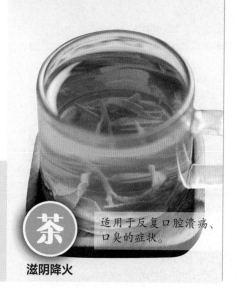

茶

滋阴降火

适用于反复口腔溃疡、口臭的症状。

食疗功效 石斛性微寒，能益胃生津、滋阴清热；麦冬性微寒，味甘、微苦，能养阴生津、润肺清心。石斛、麦冬共用，可起到滋阴降火的作用。

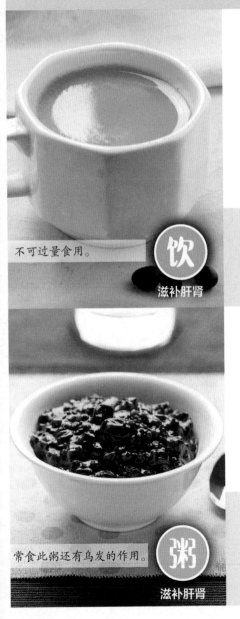

夜盲症

　　夜盲症是一种在夜间或光线昏暗处视物不清或失明，但在明亮处视力正常的疾病。临床可见有干眼症、角膜软化症伴随出现。先天性夜盲症多发生于近亲结婚者之子女，以 10~20 岁发病较多，常双眼发病，男性多于女性。中医认为夜盲症主要是肝肾不足引起的，所以饮食上以滋补肝肾为主。

南瓜黑豆浆

　　黑豆 60 克，南瓜 30 克。黑豆浸泡 10~12 小时；南瓜去皮、瓤、子，洗净，切小块。将上述食材放入豆浆机中，加适量水，启动豆浆机，待豆浆制作完成，过滤即可。

不可过量食用。

饮　滋补肝肾

［食疗功效］ 南瓜富含维生素 C 和胡萝卜素，可以护肝健脾，预防夜盲症；黑豆营养丰富，富含多种维生素和锌，可以保护眼睛。

黑豆紫米粥

　　黑豆 50 克，紫米 70 克，白糖适量。黑豆、紫米提前浸泡。锅置火上，放紫米、黑豆和适量水，大火烧开后转小火熬煮 1 小时，放白糖，搅拌均匀即可。

常食此粥还有乌发的作用。

粥　滋补肝肾

［食疗功效］ 黑豆被称为"肾之谷"，能补肾益脾；紫米是补血佳品。二者搭配能够补血益气，还能滋补肝肾，缓解视力下降。

缺乏维生素 A 会导致夜盲症，所以预防夜盲症要多吃富含维生素 A 和 β-胡萝卜素的食物，如苹果、菠菜、胡萝卜、南瓜、海产品、鸡蛋、动物肝脏、鱼肝油等。忌吃辛辣易上火的食物，如胡椒、花椒、辣椒、洋葱、大蒜、桂皮、丁香、小茴香、砂仁、大葱等。

菊花决明子茶

菊花 10 克，决明子 15 克。决明子和菊花分别洗净。将菊花和决明子一同放入杯中，倒入沸水冲泡即可。

[食疗功效] 菊花味甘、苦，性微寒，具有疏散风热、平抑肝阳、清热解毒的作用；决明子可以养肝益目、润肠通便、清热利尿、平喘止咳。二者合用有助于缓解夜盲症。

枸杞猪肝汤

枸杞子 15 克，猪肝 400 克，姜丝、盐各适量。枸杞子洗净；猪肝洗净，切片，用姜丝先腌制 30 分钟。在锅中加入适量水，放入枸杞子，用大火烧开，再放入腌制好的猪肝，待猪肝熟透，加盐调味即可。

[食疗功效] 猪肝有补肝、明目、养血的作用；枸杞子有助于改善肝肾不足造成的气血两虚。二者煮汤饮用，能够增补肝血，适用于夜盲症患者。

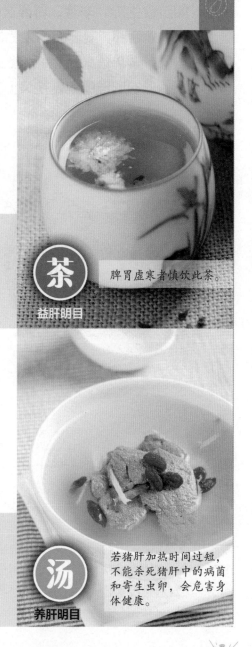

茶
益肝明目

脾胃虚寒者慎饮此茶。

汤
养肝明目

若猪肝加热时间过短，不能杀死猪肝中的病菌和寄生虫卵，会危害身体健康。

儿科疾病

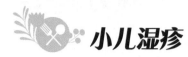

小儿湿疹

中医认为小儿湿疹主要因风、湿、热阻于肌肤所致；或因饮食不节、饮食不当，如过食生冷、辛辣、甘厚之品，脾胃失和，致湿热毒邪内生，又外感风湿热邪，内外合邪，浸淫肌肤发为本病；或因素体虚弱，外邪易感，内邪易生，且脾为湿困，湿热蕴久所致；或过敏性食物、有害气味、化纤服装等强烈刺激诱发本病。总的调理原则是祛风清热、利湿。

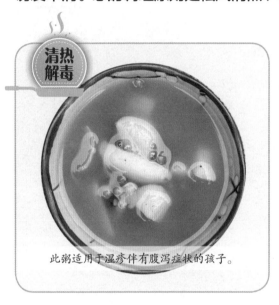

清热解毒

此粥适用于湿疹伴有腹泻症状的孩子。

绿豆山药汤

食疗功效 ■清热解毒 ■益气健脾 ■宁心安神

绿豆30克，山药50克。绿豆洗净；山药洗净，切块。将绿豆、山药一同放入锅中，加入适量清水，大水煮沸后转小火，煮至软烂即可食用。

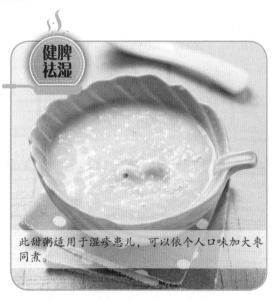

健脾祛湿

此甜粥适用于湿疹患儿，可以依个人口味加大枣同煮。

茯苓莲子甜粥

食疗功效 ■益脾和胃 ■宁心安神 ■健脾祛湿

大米50克，莲子、黄糖各10克，茯苓15克。将莲子、茯苓洗净，大米淘洗干净，一同放入锅中，加入适量清水，大火煮沸后转小火煮烂，再加黄糖调味即可。

需要注意的是，目前没有哪种药物能够治疗湿疹。引起湿疹的原因很多，而食物过敏只占其中一部分。对食物过敏的人，由于禁忌某些食物，会导致饮食食谱受限，这种情况下，更需要注意饮食的多样性，尽量做到饮食均衡。湿疹患儿饮食宜清淡，可适当吃清热利湿的食物，如绿豆、冬瓜、莲子、苦瓜等；多食新鲜水果，如雪梨、葡萄、苹果等；多吃新鲜蔬菜，如青菜、丝瓜等。

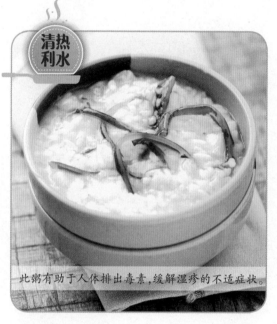

清热利水

此粥有助于人体排出毒素，缓解湿疹的不适症状。

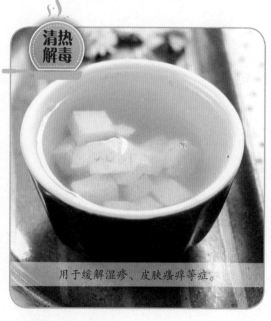

清热解毒

用于缓解湿疹、皮肤瘙痒等症。

海带冬瓜粥

食疗功效
- 清热解毒
- 利尿消肿
- 止渴除烦

海带 50 克，冬瓜 150 克，大米 100 克，盐适量。海带泡软洗净，切丝；冬瓜去皮去瓤，切小块；大米浸泡 30 分钟。锅置火上，放大米和适量水，大火烧开后加冬瓜块、海带丝，转小火熬煮，待米烂粥稠时，加盐调味即可。

豆腐菊花羹

食疗功效
- 清热解毒
- 缓解湿疹
- 消炎止痒

豆腐 100 克，野菊花 10 克，蒲公英 15 克，盐、水淀粉各适量。野菊花、蒲公英煎煮取汁约 200 毫升，加入豆腐、盐一同煮沸，用适量水淀粉勾芡、搅匀即可。

小儿厌食症

小儿厌食症是指长期的食欲减退或消失，以食量减少为主要症状。中医认为本病发生的主要原因是饮食不节，或喂养不当，长期偏食、挑食，导致脾胃不和，受纳运化失健。本病可发生于任何季节，夏季暑湿当令之时，发病率较高。

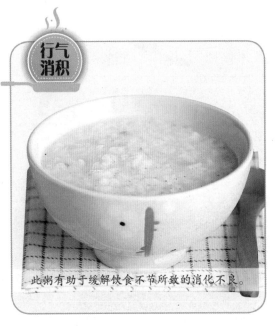

行气消积

此粥有助于缓解饮食不节所致的消化不良。

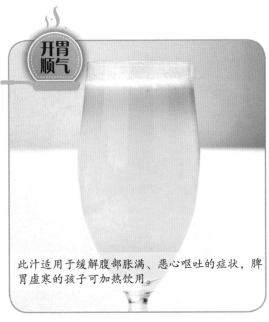

开胃顺气

此汁适用于缓解腹部胀满、恶心呕吐的症状，脾胃虚寒的孩子可加热饮用。

鸡内金粥

食疗功效	■行气消积	■益气健脾
	■止呕和胃	■止泻

大米50克，鸡内金2克，陈皮1克，砂仁、冰糖各5克。将鸡内金、陈皮、砂仁共研细末。将大米洗净加水烧沸，转小火煮粥，加入研好的细末和冰糖，煮沸即可。

菠萝汁

食疗功效	■开胃顺气	■利尿解暑
	■促进消化	

菠萝1/4个，盐适量。菠萝去皮，切块，用盐水浸泡30分钟后榨汁即可。餐后饮用。

长期厌食可能会对孩子生长发育有影响，喂养可以先从孩子喜欢的食物着手，诱导开胃，待其食欲增进后，再按营养的需要供给食物。同时要纠正孩子的不良饮食习惯，做到不偏食、挑食，饮食定时定量，荤素搭配；少食肥甘厚味、生冷坚硬等不易消化的食物，鼓励孩子多食蔬菜及粗粮。

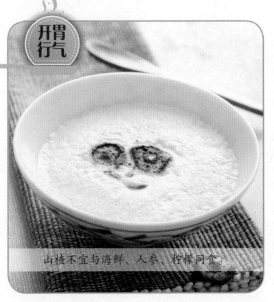

开胃行气

山楂不宜与海鲜、人参、柠檬同食。

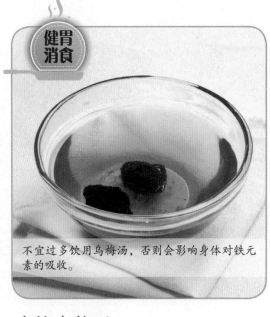

健胃消食

不宜过多饮用乌梅汤，否则会影响身体对铁元素的吸收。

麦芽山楂蛋羹

食疗功效 ■开胃消食　■化痰行气　■健脾开胃　■消食导滞

鸡蛋2个，山药、麦芽各15克，山楂20克，淀粉、盐各适量。山楂、山药洗净，切片，放入锅内；锅内再加入麦芽和水，煮1小时左右，去渣取汤；鸡蛋打散，淀粉用水调成糊状；将汤汁煮沸，加入鸡蛋液及淀粉糊，边下边搅拌，最后加适量盐调味即可。

冰糖乌梅汤

食疗功效 ■健胃消食　■收敛生津

乌梅、冰糖各60克。乌梅洗净，去核，放入锅中，加适量水煮至半熟，再加入冰糖，熬煮至汤稍浓即可。待其冷却后装瓶冷藏备用，需要时取出食用即可。

小儿肥胖

小儿肥胖大多属于单纯性肥胖，多由摄入营养超过身体消耗，多余脂肪在皮下堆积所致，其中也有一部分由某些疾病引起。肥胖患儿不仅显得笨拙，行动不便，还会影响发育，更严重的是将来患冠心病、高血压、糖尿病的风险更高，因此应及早预防和调理。

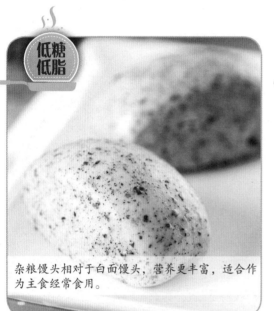

低糖低脂

杂粮馒头相对于白面馒头，营养更丰富，适合作为主食经常食用。

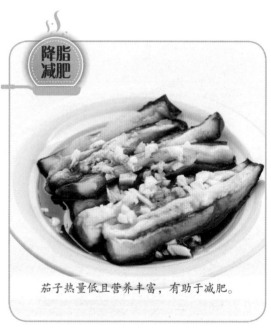

降脂减肥

茄子热量低且营养丰富，有助于减肥。

杂粮馒头

食疗功效
- 缓解疲劳
- 补充能量
- 低糖低脂

玉米面、大豆面、黑豆面、小麦面、酵母粉各适量。酵母粉用温水化开，倒入杂粮面中。用适量温水和面，发面1个小时。将发好的杂粮面揉儿遍，切成小面团，放入蒸锅中蒸熟即可。

凉拌蒜蓉茄子

食疗功效
- 降脂减肥
- 清热解暑
- 杀菌消毒

茄子1根，蒜末、盐、白糖、生抽、老抽、油各适量。茄子洗净，上蒸笼，大火蒸15分钟左右；蒜末、盐、白糖、生抽、老抽和少量水调成酱汁。将蒸好的茄子放到盘子里，用小刀划成小条，将酱汁淋到茄子上，浇上适量热油即可。

饮食
调理

肥胖孩子饮食上少吃或不吃脂肪过高、含糖量过高的食物，如奶酪、巧克力、糖果、糕点等；尽量避免煎炸类食物，如炸鸡腿、炸油条等。要多吃高蛋白和膳食纤维丰富的食物，如豆类、蛋、奶、鱼、虾、瘦肉、新鲜水果与蔬菜等。

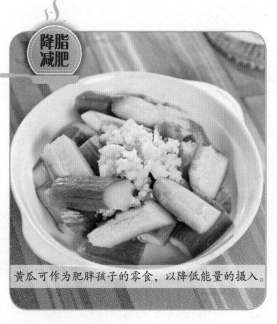

降脂
减肥

黄瓜可作为肥胖孩子的零食，以降低能量的摄入。

拌黄瓜

食疗功效	■ 清热利尿	■ 降血糖
	■ 降脂减肥	■ 健脑安神

黄瓜1根，大蒜3瓣，盐、醋、香油各适量。大蒜去皮，拍碎；黄瓜洗净，拍碎。将黄瓜、大蒜、盐、醋放入碗中，搅拌均匀，滴入香油即可。

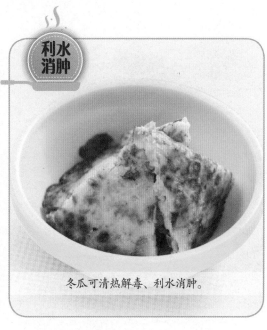

利水
消肿

冬瓜可清热解毒、利水消肿。

山楂冬瓜饼

食疗功效	■ 清热解毒	■ 消食化积
	■ 理气散瘀	■ 利水消肿

小麦面500克，冬瓜250克，生山楂150克，鸡蛋5个，酵母粉、油各适量。山楂、冬瓜剁泥；鸡蛋打在碗内，搅拌。盆内放入适量温水、酵母粉、鸡蛋液、小麦面搅成浓稠状饧发；然后加入山楂、冬瓜泥和匀，制成圆饼；最后用平底锅煎成金黄色，鼓起熟透即可。

小儿遗尿

中医认为，小儿遗尿多为胎禀不足、肾气亏虚，或脾肺气虚，肝经郁热所致。从证型上看，常见的有肾气不足型，多由先天不足引起；脾肺气虚型多为后天营养不良引起；肝经郁热型多为湿热下注于膀胱所致。

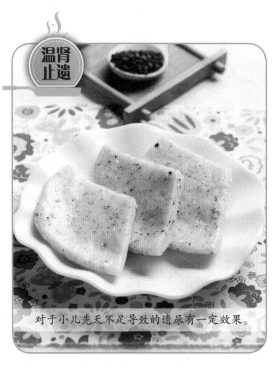

温肾
止遗

对于小儿先天不足导致的遗尿有一定效果。

韭菜子面饼

食疗功效	■温补肝肾　■温肾止遗 ■健脾暖胃

　　韭菜子、小麦面各适量。将韭菜子研成细粉，和入小麦面，加水揉面，制成面饼，上锅蒸熟即可食用。

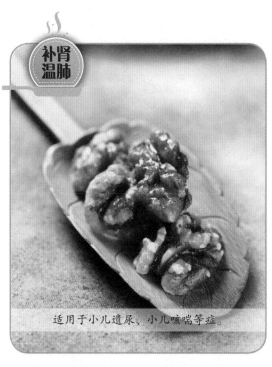

补肾
温肺

适用于小儿遗尿、小儿咳喘等症。

焦核桃蜂蜜

食疗功效	■补肾温肺　■定喘润肠 ■健脑益智　■补中润燥

　　核桃仁 100 克，蜂蜜 15 克。将核桃仁放在锅内干炒发焦（不要炒煳），取出晾干调蜂蜜吃。

孩子有尿床症状时，平时可以多给孩子吃一些健脾补肾的食物，增强孩子的脾肾功能。健脾可以吃黄色食物，比如南瓜、胡萝卜等；补肾可以吃黑色食物，比如黑豆、黑芝麻、黑米等。另外，核桃、韭菜等也有补肾的功效。应少吃辛辣食物和膨化食品，睡觉前不要给孩子喝水，水果也尽量不要安排在晚上吃。

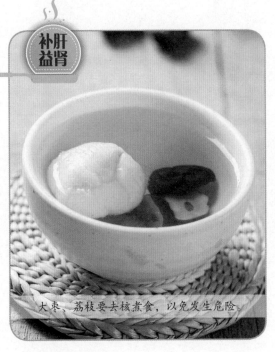

补肝益肾

大枣、荔枝要去核煮食，以免发生危险。

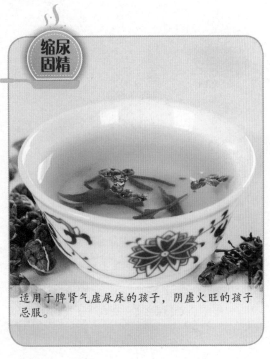

缩尿固精

适用于脾肾气虚尿床的孩子，阴虚火旺的孩子忌服。

大枣荔枝饮

食疗功效
- 营养心肌
- 补益气血
- 补脾和胃
- 益气生津

荔枝肉 25 克，大枣 8 颗。荔枝肉和大枣洗净，去核后用水煮熟，饮汤食果即可。

益智仁茶

食疗功效
- 补脾暖肾
- 缩尿固精
- 营养心肌

益智仁 5 克，绿茶适量。益智仁洗净，放入茶杯中，加入绿茶，用开水冲泡即可。

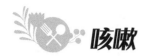

咳嗽

呼吸道感染、慢性感染所致的咳嗽在儿科临床中较为多见。这是因为孩子呼吸道血管丰富，气管、支气管黏膜娇嫩，较易发生炎症。中医认为，咳嗽多与肺部疾患引发的肺气不宣、肺气上逆有关。

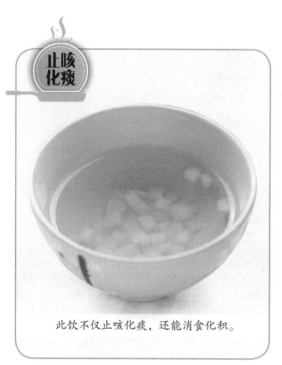

止咳化痰

此饮不仅止咳化痰，还能消食化积。

白萝卜蜂蜜水

食疗功效
- 化痰止咳
- 补益肺肾
- 下气消食

白萝卜100克，姜5片，蜂蜜适量。白萝卜切小块，和姜片一起放入锅中，加适量水，大火烧开后转小火煮30分钟左右，去姜片加蜂蜜，煮开即可。

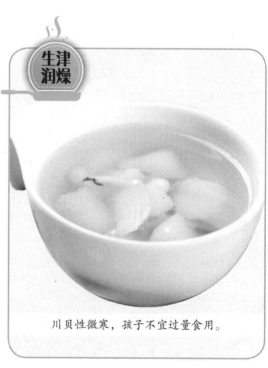

生津润燥

川贝性微寒，孩子不宜过量食用。

川贝冰糖炖梨

食疗功效
- 生津润燥
- 清热化痰
- 缓解溃疡

雪梨1个，川贝3克，百合10克，冰糖适量。雪梨削皮，去核，切块，放入锅中，加适量水，再放入冰糖、百合、川贝，大火煮开后转小火煮20分钟即可，温服。

孩子咳嗽期间，要以清淡的食物为主，多饮水，多吃一些新鲜蔬菜，如白萝卜、冬瓜；适量食用梨、枇杷、荸荠等水果，可以润燥化痰，缓解咳嗽的症状；可少量食用瘦肉或禽蛋类食物。不宜食用性质寒凉、太甜或太咸的食物。

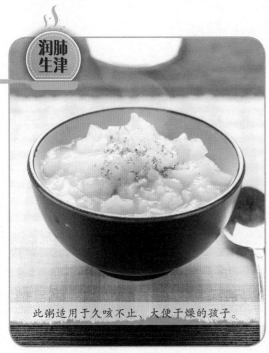

润肺生津

此粥适用于久咳不止、大便干燥的孩子。

萝卜山药粥

食疗功效
- 健脾养胃
- 下气消食
- 润肺生津
- 缓解肺热

白萝卜25克，山药10克，大米50克。山药、白萝卜分别去皮，切丁；大米淘洗干净。将所有材料放入锅内，加800毫升水，大火煮沸，再转小火煮35分钟即可。

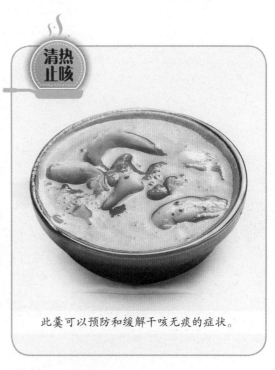

清热止咳

此羹可以预防和缓解干咳无痰的症状。

百合枇杷羹

食疗功效
- 滋阴润肺
- 清热止咳
- 促进消化

百合、枇杷、莲藕各30克，淀粉、冰糖各适量。百合、枇杷、莲藕分别洗净；枇杷去皮，去核；百合掰片；莲藕切片。所有食材放入锅中，加适量水同煮，将熟时加入适量淀粉调匀成羹即可。

鼻出血是临床常见的症状之一，多为单侧出血，少数情况下会出现双侧鼻出血，出血量多少不一，轻者仅为涕中带血，重者可引起失血性休克。反复鼻出血可导致贫血。中医认为本病可分为实证、虚证两大类。实证者，多因肺、胃、肝之火，循经上蒸鼻之脉络而致；虚证者，多见于肝肾阴虚，虚火上越，灼伤脉络而致，或因脾气虚弱，气不摄血而致。

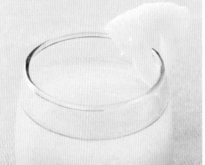

莲藕汁

莲藕300克，白糖适量。莲藕洗净，去皮，切小块。放入榨汁机中榨汁取用，用白糖调匀，煮沸后凉温服用。

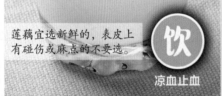

莲藕宜选新鲜的，表皮上有碰伤或麻点的不要选。

饮
凉血止血

食疗功效 此汁可清热解暑、凉血止血，适用于体内有积热、鼻出血的孩子。

雪梨甘蔗汁

甘蔗、雪梨各适量。甘蔗洗净，切小块，放进榨汁机里榨汁，滤出汁液；雪梨洗净，去皮，切块，也放入榨汁机中榨汁，滤出果汁。最后将两种汁液混合即可饮用。

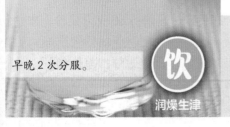

早晚2次分服。

饮
润燥生津

食疗功效 此饮清火利咽、润燥生津，可缓解因空气干燥引发的鼻出血。

饮食调理

孩子鼻出血时，父母不要慌张，要采用压迫止血法为孩子及时止血。平时要注意多喝水，饮食清淡，多吃新鲜蔬菜和水果，并搭配一些清热下火的食物，如莲藕、苦瓜、冬瓜、绿豆等。忌食辛辣食物，如辣椒、花椒、小茴香等；忌食生冷食物，如雪糕、冷饮等；忌食油腻食物，如油炸食品、膨化食品等。

荸荠甜汤

荸荠 3 个，冰糖适量。荸荠洗净，去皮，切块，放入冷水锅中煮沸后撇去浮沫，加入冰糖，待荸荠的香味飘出，汤汁稍稍发黄即可。

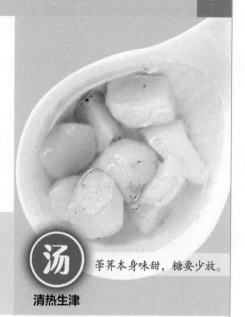

汤
清热生津

荸荠本身味甜，糖要少放。

食疗功效 此甜汤清热生津、利咽下火，有助于缓解因上火引起的孩子鼻腔干燥。

生地二根饮

生地黄 10 克，鲜白茅根、鲜芦根各 30 克。把所有材料洗净，水煎服用。每天 1 次。

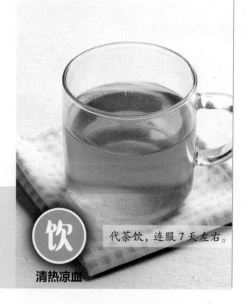

饮
清热凉血

代茶饮，连服 7 天左右。

食疗功效 此饮能清热凉血、止血，可缓解小儿鼻出血的症状。

妇产科疾病

乳腺增生

　　乳腺增生是乳腺正常发育和退化过程失常导致的一种良性乳腺疾病，在中医属"乳癖"范畴，多与情志内伤或肝郁痰凝有关。临床表现为用手触摸乳房可摸到大小不等、扁圆形或不规则形、质地柔韧的结节，边界不清楚，与皮肤及深部组织无粘连，可被推动。

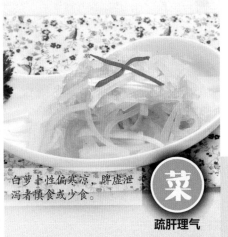

白萝卜性偏寒凉，脾虚泄泻者慎食或少食。

菜

疏肝理气

萝卜拌海蜇皮

　　白萝卜 250 克，海蜇皮 100 克，盐 2 克，红辣椒丝、白糖、麻油各适量。白萝卜洗净，切丝，加入盐拌透。海蜇皮切丝，凉水冲洗，再用冷水漂清，挤干，与白萝卜丝一起放碗内拌匀，加白糖、麻油、红辣椒丝拌匀即可。

[食疗功效] 此菜可以清热解毒、利尿消肿，适合患有乳腺增生的女性食用，有一定的调理效果。

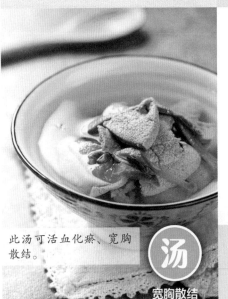

此汤可活血化瘀、宽胸散结。

汤

宽胸散结

佛手延胡索猪肝汤

　　佛手、延胡索各 10 克，炙香附 8 克，猪肝 100 克，盐、姜丝各适量。猪肝洗净，煮好，切片。将佛手、延胡索、炙香附洗净放入锅内，加适量水煮沸，再用小火煮 15 分钟左右，加入猪肝片，放盐、姜丝，熟后即可食用。

[食疗功效] 此汤能疏肝理气、活血化瘀、宽胸散结，对调理月经不调、乳腺增生有益。

乳腺增生患者日常生活中需注意规律饮食，可少食多餐，避免暴饮暴食，可多食用高蛋白食物，如奶类、鱼类等。少食或不食下列食物：高脂类食物，如肥肉、猪油、动物内脏、油炸食品、巧克力、奶茶等；腌制类食物，如咸菜、辣白菜、酸菜等；辛辣刺激食物，如辣椒、芥末等；生冷食物，如冰激凌、冷饮等。另外，还需规律作息，避免熬夜，适当运动，保持心情舒畅，定期复查。

香附泥鳅汤

泥鳅 300 克，香附 10 克，大枣 4 颗，盐、高汤各适量。泥鳅处理干净，备用；大枣洗净；香附洗净，煎汁备用。锅置火上，倒入高汤，加入泥鳅、大枣煲至熟，倒入香附药汁，再次煮沸后，调入盐即可食用。

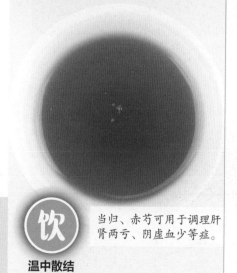

汤

理气止痛

香附可缓解乳房胀痛。

食疗功效 此汤有疏肝解郁、活血化瘀、理气止痛的作用，对乳腺增生引起的乳房灼热疼痛有缓解作用。

肉苁蓉归芍蜜饮

肉苁蓉 15 克，当归、赤芍、金橘叶、半夏各 10 克，柴胡 5 克，蜂蜜 30 毫升。除蜂蜜外所有材料，一同放入砂锅，加适量水煎煮 30 分钟，取汁放入容器，待其温热时，加入蜂蜜，搅拌均匀即可。分 2 次服用。

饮

温中散结

当归、赤芍可用于调理肝肾两亏、阴虚血少等症。

食疗功效 此饮可以温中散结，对于乳腺增生的患者有较好的调理效果。

急性乳腺炎

急性乳腺炎是很多初产妇都会遭遇的产后不适症。中医认为本病主要是乳汁淤积及肝胃郁热引起。临床上表现为局部红肿、发热、乳房疼痛。产后1个月内是急性乳腺炎的高发期。

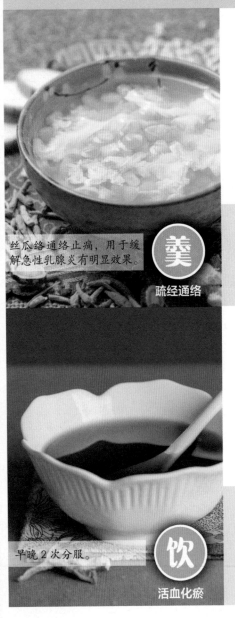

丝瓜络通络止痛，用于缓解急性乳腺炎有明显效果。

羹 疏经通络

玉米丝瓜络羹

玉米 100 克，丝瓜络 50 克，橘核 10 克，鸡蛋 1 个，水淀粉、冰糖各适量。将玉米、丝瓜络和橘核一同放入锅中，加水熬煮 1 小时，然后打入蛋花，并加入适量的水淀粉和冰糖，调匀即可服用。

食疗功效 丝瓜络可以起到疏通经络的作用，对急性乳腺炎有一定的辅助疗效。

陈皮红糖水

陈皮 5 克，红糖适量。陈皮洗净备用，锅内加适量水煮沸，放入陈皮、红糖，略煮后盛出即可。

早晚 2 次分服。

饮 活血化瘀

食疗功效 陈皮可理气健脾、燥湿化痰；红糖水有一定的补中益气、活血化瘀的作用。此饮对急性乳腺炎有良好的缓解作用。

急性乳腺炎患者宜食清淡而富含营养、清热散结且可通乳的食物，如猪蹄、黄花菜、丝瓜、花生、芝麻、芹菜、苦瓜、小油菜、番茄、莲藕、茭白、茼蒿、黑木耳、海带等。忌燥热、辛辣刺激食物，如韭菜、辣椒、芥末、酒等；忌油腻食物，如肥肉、油条、麻花等；忌食发物，如猪头肉、羊肉、螃蟹等。

饮食调理

蒲公英粥

蒲公英 60 克，金银花 10 克，大米 50 克。锅中加适量水，先煎煮蒲公英、金银花，去渣取汁。大米淘净，放入煎取的汁液煮粥，至粥完全熟透即可。

食疗功效 蒲公英可清热、消肿散结，还有一定的催乳作用。

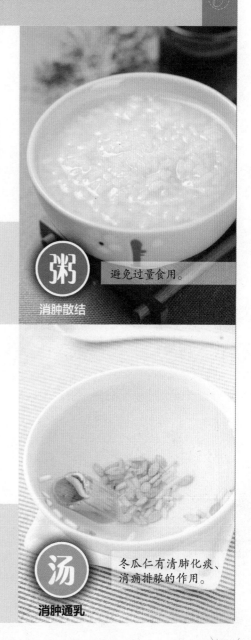

粥

消肿散结

避免过量食用。

芦根冬瓜仁汤

芦根、白茅根各 30 克，冬瓜仁 15 克。将三者分别洗净，放入砂锅中，加适量水，大火煮沸后转小火煲 30 分钟，取汤服用即可。

食疗功效 此汤有利水消肿、清热消痈的作用，能够疏通乳汁，缓解炎症，所以适宜急性乳腺炎患者服用。

汤

消肿通乳

冬瓜仁有清肺化痰、消痈排脓的作用。

更年期综合征

更年期综合征在中医中称为"绝经前后诸证"。女性在绝经前后，肾气渐衰，冲任二脉虚衰，天癸将竭、月经将断而至绝经，生殖能力下降而至消失。这本是女性正常的生理变化，但有些女性由于素体差异及生活环境的影响，不能适应这个阶段的生理过渡，使阴阳二气不平衡，脏腑气血不相协调，从而出现一系列的症候。

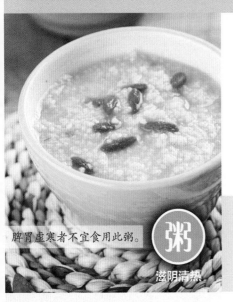

脾胃虚寒者不宜食用此粥。

粥

滋阴清热

海藻枸杞小米粥

干海藻 10 克，小米 100 克，枸杞子适量。将干海藻去杂洗净，浸泡于温水中；小米洗净，浸泡 30 分钟；枸杞子洗净。将小米放入砂锅中，加适量水，大火烧开后，改用小火煨煮 30 分钟；锅中继续放入枸杞子、海藻及其浸泡汁水，继续煨煮至粥熟即可。

（食疗功效） 海藻是凉性食材，有助于阴虚患者散热，搭配小米煮粥，又不致过于寒凉伤体。此粥还有助于降血压。

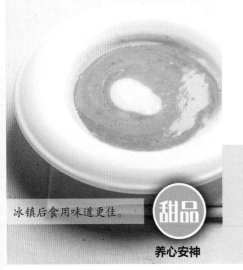

冰镇后食用味道更佳。

甜品

养心安神

牛奶草莓泥

牛奶 200 毫升，草莓 250 克，白糖适量。草莓去蒂洗净，捣碎，加入白糖再捣成泥。牛奶放入锅内，上火烧开，离火放凉后，加入草莓泥，搅拌均匀即可。

（食疗功效） 此甜品养心安神，可缓解因更年期而出现的心烦、失眠的症状。

更年期综合征患者要合理饮食，多食富含膳食纤维的谷物、蔬菜和水果，足量饮水，每周吃2次鱼类。坚持少油、少糖、少盐的饮食原则。随着年龄的增长、内分泌的变化，女性很容易出现气血运行不畅等情况，进而出现阴虚的症状，此时应以滋阴降火为调理原则，可选择鸭肉、百合、小米等滋阴的食物进行调理。

山药南瓜小米糊

小米50克，南瓜80克，山药30克。将南瓜去皮，去瓤，切片；小米泡2小时后，洗净捞出；山药去皮，洗净，切块。将以上食材倒入豆浆机中，加水打成米糊即可。

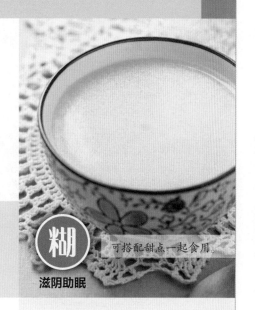

糊

可搭配甜点一起食用。

滋阴助眠

【食疗功效】小米有助于平稳更年期情绪，改善睡眠，山药和南瓜又是滋阴佳品，故两者搭配可以缓解更年期失眠、烦躁等不适。

枸杞羊肉汤

枸杞子15克，板栗3粒，羊肉60克，盐适量。将羊肉洗净，切块，同枸杞子、板栗一起入锅，加水炖熟，最后加盐调味即可。每天1次，连服数天。

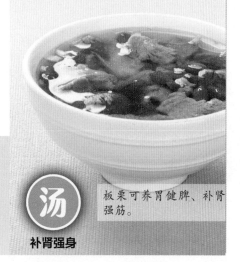

汤

板栗可养胃健脾、补肾强筋。

补肾强身

【食疗功效】羊肉、枸杞子、板栗都有利于养护肾脏，搭配同吃可加强补肾功能。此羹有补养调整阴阳气血的作用，适用于更年期综合征患者。

月经不调

月经不调也称月经失调，是妇科常见疾病，表现为月经周期或出血量的异常，可伴月经前、经期时的腹痛及全身症状。病因可能是器质性病变或功能失常。中医将月经不调分为气虚型、血虚型、虚热型等几种类型。

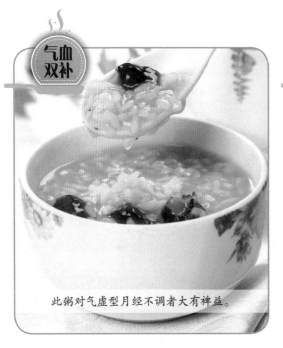

气血双补

此粥对气虚型月经不调者大有裨益。

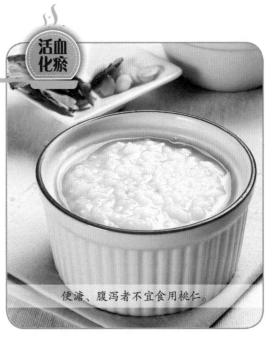

活血化瘀

便溏、腹泻者不宜食用桃仁。

当归大枣粥

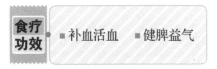

食疗功效 ■补血活血 ■健脾益气

当归15克，大枣5颗，大米80克，红糖适量。当归熬煮取汁，再在药汁中放入大米、大枣和红糖，煮成粥即可。

桃仁当归粥

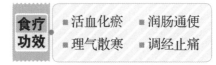

食疗功效 ■活血化瘀 ■润肠通便 ■理气散寒 ■调经止痛

桃仁10克，当归6克，大米100克。桃仁洗净，碾碎；当归煎煮取汁；大米淘净，浸泡30分钟。锅置火上，放入大米和适量水，大火烧开后转小火熬煮，再放入桃仁和当归汁，小火熬煮成粥即可。

饮食调理

月经不调患者应注意合理膳食，多食瘦肉、奶类、新鲜水果、蔬菜等食物，加强营养。主食可选择全谷物或谷薯类。不宜暴饮暴食，避免过度摄入烟熏肉类；尽量避免饮酒，如果必须饮酒也要保证适量；避免高盐饮食等；寒凉食物少吃，食用过多会刺激盆腔，使盆腔内血管收缩，从而引起月经减少，不利于病情的恢复。

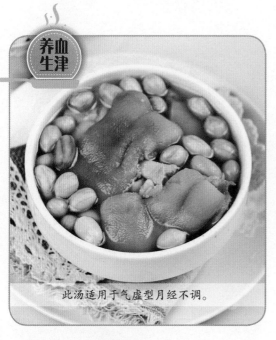

养血生津

此汤适用于气虚型月经不调。

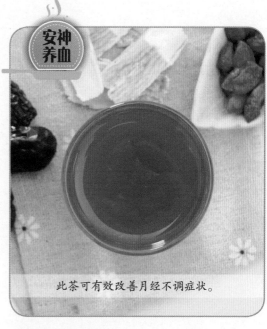

安神养血

此茶可有效改善月经不调症状。

党参花生猪蹄汤

食疗功效
- 补中益气
- 养血生津
- 健脾益气
- 填精强筋

猪蹄2个，党参15克，花生150克，姜片、葱段、盐各适量。将党参洗净后切片；花生去杂质后洗净；猪蹄去毛，切两半。将猪蹄块、党参、花生、姜片、葱段一同放入锅中，加入适量水，大火烧开，再改用小火炖煮1小时，加盐调味即可。

芪枣枸杞茶

食疗功效
- 补中益气
- 滋补肝肾
- 补血安神
- 填精明目

大枣6颗，黄芪5克，枸杞子适量。黄芪、大枣分别洗净，然后与适量清水同入锅，大火煮沸，转小火再煮10分钟，然后加入枸杞子，再煮1~2分钟即可。

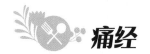

痛经

痛经是常见的妇科疾病症状之一，指经期前后和经期中出现小腹疼痛、坠胀，腰部酸软等症状。中医认为，女性若体内气血不足、胞宫虚寒，或寒湿侵袭、瘀血阻滞，就有可能引发子宫收缩导致痛经，调理的关键是温经散寒、行气活血。

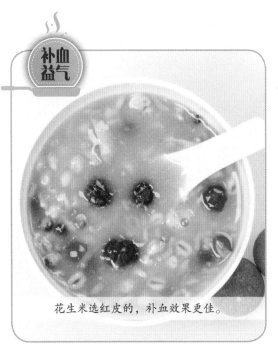

花生米选红皮的，补血效果更佳。

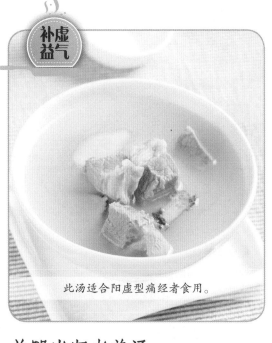

此汤适合阳虚型痛经者食用。

桂圆莲子八宝粥

食疗功效　■补血益气　■健脑安神　■补益心脾

赤小豆、花生米、核桃仁、桂圆肉各 40 克，莲子 10 克，糯米 100 克，糖桂花适量。将所有材料洗净，一起放入锅中，加适量清水，大火煮沸后转小火，煮至粥黏稠即可。

羊腿当归老姜汤

食疗功效　■补体虚　■温补气血　■益肾气　■温中散寒

羊腿 500 克，当归 10 克，料酒、姜片、盐各适量。羊腿洗净，切块，氽水后盛出，将羊腿和剩余材料一起放入锅中煲 3 小时即可。

饮食调理

痛经患者在经期应均衡饮食，多吃蔬菜、水果、鸡肉、鱼肉；多食温性食物，如红糖，但若饮红糖水，应尽量少量多次饮用。少吃生冷、寒凉以及辛辣刺激性食物；避免食用咖啡、浓茶、可乐等，以防造成经期不适；戒烟戒酒；经期避免受凉。

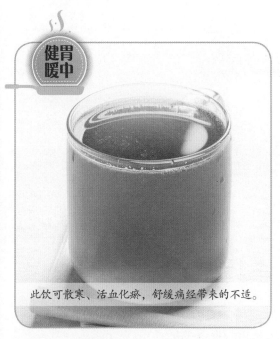

健胃暖中

此饮可散寒、活血化瘀，舒缓痛经带来的不适。

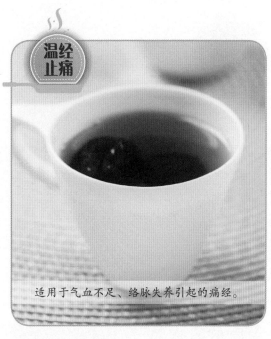

温经止痛

适用于气血不足、络脉失养引起的痛经。

韭菜红糖饮

食疗功效
- 健胃暖中
- 温肾助阳
- 活血散瘀

韭菜 250 克，红糖适量。先将韭菜捣烂取汁，然后将烧开的红糖水兑入韭菜汁中，饮服。

生姜大枣汤

食疗功效
- 益气止痛
- 健脾养胃
- 养血安神
- 祛寒温经

生姜丝 10 克，大枣 10 颗，红糖 50 克。大枣去核，与红糖和姜丝同置锅中，加适量清水，煮至枣熟烂即可。1 日 1 次，于经前 3~5 天服食。

闭经

闭经是一种常见的妇科症状，临床上所说的闭经通常是指女性到了青春期或过了青春期，但还没到更年期前，排除怀孕，没有月经或月经停止的情况。中医将本病分为肝肾亏虚型和气血虚弱型等。

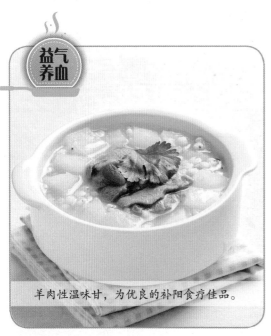

益气养血

羊肉性温味甘，为优良的补阳食疗佳品。

羊肉萝卜粥

食疗功效
- 益气养血
- 健脾开胃
- 补虚养身
- 滋养肝脏

薏苡仁80克，羊肉100克，白萝卜120克，盐、香菜、枸杞子各适量。白萝卜洗净，切块；羊肉洗净，切片；薏苡仁提前浸泡一夜，淘净。薏苡仁放入锅中，加水，大火烧开下入羊肉，转中火煮至薏苡仁软烂，下入白萝卜和枸杞子，小火煮成粥，加盐调味，撒入香菜即可。

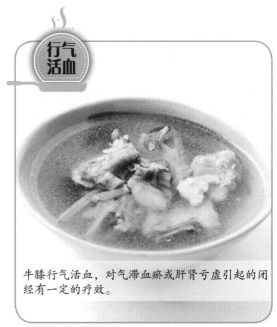

行气活血

牛膝行气活血，对气滞血瘀或肝肾亏虚引起的闭经有一定的疗效。

牛膝排骨汤

食疗功效
- 活血化瘀
- 滋阴补虚
- 滋补肝肾
- 强壮筋骨

牛膝15克，排骨250克，姜、料酒、盐各适量。牛膝洗净后浸泡4小时；排骨洗净后焯水，撇去浮沫。将排骨、牛膝连同浸泡的水、姜片、料酒放入高压锅，加入适量水炖煮，上汽后煮10分钟关火。减压后开锅，加入适量的盐拌匀即可盛出。

饮食调理

闭经患者应该注意营养补充，合理饮食，注意饮食搭配均衡，多吃新鲜蔬菜和水果，多摄入一些富含微量元素、蛋白质及维生素的食物，如奶制品、豆制品、鱼虾、蛋类、坚果等。忌吃大蒜、大头菜、咸菜、榨菜等，否则会造成精血生成受损；慎食生冷凉性食物，如冷饮、凉菜、寒性水果、寒性水产品等。

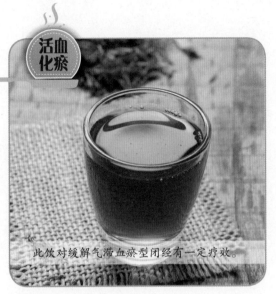

活血化瘀

此饮对缓解气滞血瘀型闭经有一定疗效。

川芎红花当归饮

食疗功效　■活血化瘀　■暖宫行气　■补血止痛

　　川芎、香附、桃仁、吴茱萸、生地黄、白芍各 15 克，红花、青皮各 8 克。将所有材料洗净，先将川芎、生地黄、桃仁、白芍、吴茱萸放入锅中，加水 700 毫升，大火煎煮开，转小火煮至药汁为 400 毫升。再放入青皮、红花、香附，续煮 5 分钟即可关火。重复煎煮 1 次，滤去药渣，将 2 次的药汁兑匀，分 2 次服用，每日 1 剂。

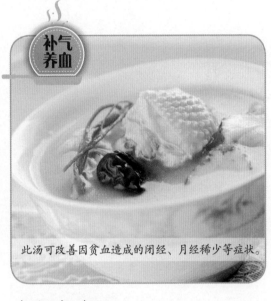

补气养血

此汤可改善因贫血造成的闭经、月经稀少等症状。

参归枣鸡汤

食疗功效　■补气养血　■补中益气　■滋阴补虚

　　党参、当归各 15 克，大枣 8 颗，鸡腿 1 个，盐适量。鸡腿洗净，剁块，放入沸水中汆烫，捞起冲净。鸡块、党参、当归、大枣一起入锅，加适量水以大火煮开，转小火续煮 30 分钟，起锅前加盐调味即可。

卵巢早衰

卵巢早衰即早发性卵巢功能不全，是女性在 40 岁之前出现性腺功能减退的一种病症。该病表现为继发性闭经、不孕，常伴有夜间睡眠过程中出汗、失眠、记忆力减退等围绝经期症状。中医认为，卵巢早衰与女性肾气不足以及脏腑气血失调有很大关系。

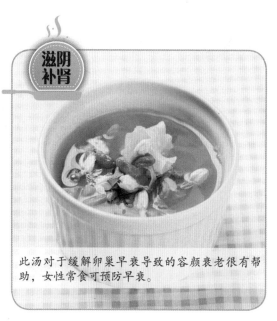

滋阴补肾

此汤对于缓解卵巢早衰导致的容颜衰老很有帮助，女性常食可预防早衰。

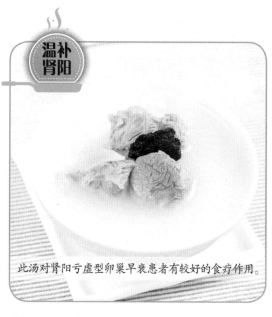

温补肾阳

此汤对肾阳亏虚型卵巢早衰患者有较好的食疗作用。

银杞明目汤

食疗功效　■ 益精明目　■ 滋阴补肾　■ 延缓衰老

银耳 15 克，枸杞子、茉莉花各 10 克，鸡肝 100 克，盐适量。银耳水发后撕成小片，鸡肝切成薄片，和银耳一起煮熟，加入枸杞子和盐，继续煮 3~5 分钟，再放入茉莉花稍煮一会即可。

锁阳羊肉汤

食疗功效　■ 温补肾阳　■ 温经散寒　■ 益气滋阴　■ 延缓衰老

锁阳 15 克，羊肉 250 克，生姜、盐各适量。将羊肉洗净，切块，放入沸水中汆烫一下，捞出备用；锁阳洗净；生姜洗净，切片。将所有的材料放入锅中，加适量水，大火煮沸后，转小火慢慢炖煮至软烂，加适量盐即可。

饮食调理

卵巢早衰者患骨质疏松以及心血管疾病的风险会增加，因此饮食上应注意摄入富含钙、蛋白质且低盐的食物，包括水果、蔬菜、肉蛋奶类、水产品、大豆及坚果类，主食可选择全谷物或谷薯类。少食动物脂肪以及富含胆固醇的食物，如蛋黄等；少吃加工食品，尽量吃新鲜食材烹制的菜肴。此外，应避免过量饮酒。

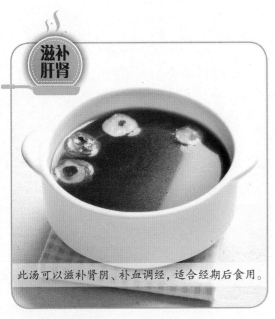

滋补肝肾

此汤可以滋补肾阴、补血调经，适合经期后食用。

首乌山楂汤

食疗功效
- 滋补肝肾
- 行气散瘀
- 滋阴养血
- 降脂减肥

山楂、何首乌各 15 克，白糖 30 克。山楂、何首乌洗净，山楂切片，何首乌切小块。山楂片、何首乌块一同入锅，加适量水，浸泡 2 小时，再熬煮约 1 小时，去渣取汤，加入白糖调服。每日服 1 剂，分 2 次温服。

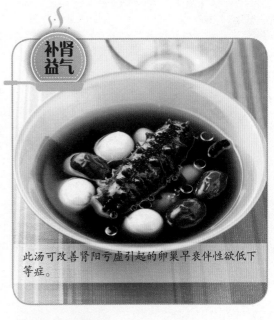

补肾益气

此汤可改善肾阳亏虚引起的卵巢早衰伴性欲低下等症。

海参鸽蛋汤

食疗功效
- 补肾强身
- 益气固精
- 养血润燥
- 延缓衰老

海参 20 克，鸽蛋、大枣、清鸡汤、盐各适量。大枣洗净；海参泡发，洗净备用。将海参入沸水余烫一下，捞出备用；鸽蛋煮熟去壳。锅内下清鸡汤，汤开后倒入炖盅内，加入盐，盖上盖子，放入蒸笼大火蒸 10 分钟即可。

女性不孕症是指由于女方自身因素引起的不孕症状。一般把未采取避孕措施且正常同居 2 年以上而未妊娠的症状，排除男方因素，称为"女性不孕症"。中医认为肾主生殖，女子以血为本，不孕症的产生，主要是脏腑功能失常，气血不调，影响冲任、子宫的摄精成孕及育胎的功能。临床较常见的有肾虚型、肝郁型、痰湿型和血瘀型等几种类型。

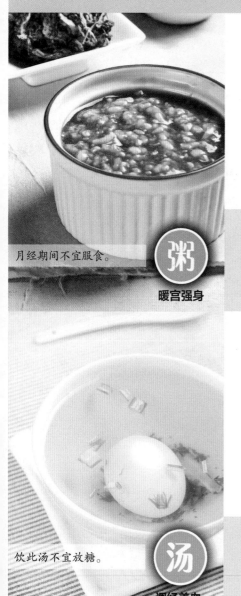

月经期间不宜服食。

粥

暖宫强身

艾叶粥

艾叶 15 克（鲜品 30 克），大米 100 克，红糖适量。艾叶水煎取汁，再与大米共煮粥，粥将熟时加红糖调匀即可。早晚温热服食。

（食疗功效） 此粥可温暖子宫、镇咳平喘、抗菌、抗过敏、增强免疫力，适用于宫寒引起的不孕症。

当归益母草蛋汤

益母草 60 克，当归 15 克，鸡蛋 1 个。将益母草去杂，与当归一起放入水中洗净，用清水 3 碗煎至 1 碗，用纱布滤清；鸡蛋煮熟去壳，用牙签扎数个小孔，加入药汁煮 30 分钟，吃蛋，饮汤。

饮此汤不宜放糖。

汤

调经养血

（食疗功效） 此汤有一定的促排卵作用，可以提高受孕的概率，适合备孕女性食用，还可用于调理月经不调、血瘀痛经、经期血块等症。

饮食调理

不孕症患者在饮食上首先要清淡饮食，不要吃刺激性的食物，特别是在月经期，不能吃辛辣、寒凉食物，保证子宫、卵巢的气血通畅；对于一些发物，如羊肉、生姜、花椒等均应避免食用。其次要避免偏食。要多吃水果、蔬菜、富含大豆纤维的豆类食物；多吃滋阴补肾的食物。平时注意规律生活，适量锻炼，提高身体素质。

香椿芽拌豆腐

嫩香椿芽、豆腐、盐、香油各适量。嫩香椿芽洗净后用开水焯烫 5 分钟，挤出水分，切成细末；豆腐切碎，盛盘，加入香椿芽末、盐、香油拌匀即可。

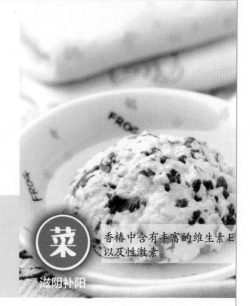

菜

香椿中含有丰富的维生素 E 以及性激素。

滋阴补阳

[食疗功效] 香椿具有良好的补阳滋阴、抗衰老的作用，对肾阳虚导致的不孕症有调理作用。

虫草鸡汤

冬虫夏草 10 克，老母鸡 1 只，姜、葱、胡椒粉、盐、黄酒各适量。老母鸡杀好并洗净，鸡头劈开后纳入虫草 10 枚扎紧，余下的虫草与葱、姜同入鸡腹中，放入煨罐内，再注入清汤，加盐、胡椒粉、黄酒，上笼蒸 1.5 小时，出笼后去姜、葱即可。

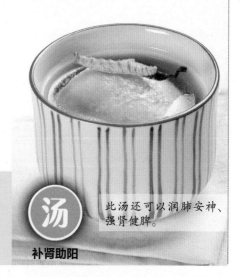

汤

此汤还可以润肺安神、强肾健脾。

补肾助阳

[食疗功效] 此汤有补肾助阳、止咳化痰、滋补强身、补精髓的作用，适用于肾阳虚型不孕症。

阴道炎

阴道炎是妇科常见疾病，属中医"带下病"范畴，由湿邪影响冲任，带脉失约、任脉失固，导致阴道分泌物量多或色、质、气味异常改变。阴道炎以湿邪为患，以带下增多为主要症状，临床上易反复发作，是妇科病中仅次于月经病的常见病，应予以重视。

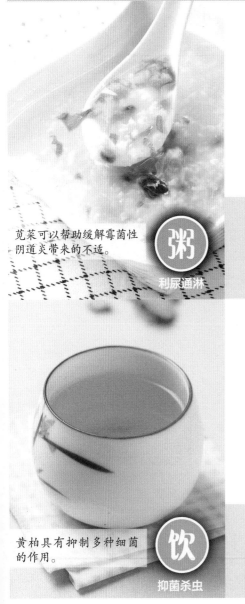

苋菜可以帮助缓解霉菌性阴道炎带来的不适。

粥
利尿通淋

绿豆苋菜粥

大米、绿豆各 40 克，苋菜 100 克，冰糖 10 克。大米、绿豆均洗净，绿豆置水中浸泡 30 分钟；苋菜洗净，切碎。锅置火上，倒入清水，放入大米、绿豆煮至开花，待煮至浓稠状时，加入苋菜、冰糖稍煮即可。

食疗功效 此粥清热解毒、利尿通淋，可辅助治疗阴道炎、阴道瘙痒，以及尿频、尿急、尿痛等尿路感染等症状。

苦参黄柏饮

黄柏、金银花、苍术各 6 克，苦参 10 克，生甘草 5 克，白糖适量。黄柏、金银花、苍术、苦参、生甘草分别洗净。砂锅内放入以上药材，加入适量清水，大火烧沸，转用小火煎煮 25 分钟，关火。去渣取液，加入白糖搅匀即成。

黄柏具有抑制多种细菌的作用。

饮
抑菌杀虫

食疗功效 此饮可清热燥湿、抑菌杀虫、消肿止痒、泻火解毒，适合滴虫性阴道炎患者饮用。

阴道炎患者饮食上应以清淡为主，可以吃一些新鲜的蔬菜、水果，如香蕉、猕猴桃、芹菜、西葫芦等补充营养。避免吃辛辣刺激、油腻或者油炸类食物；避免吃过甜或者过咸的食物。另外，应该多喝水、勤换洗内裤，保持局部的清洁卫生。

马齿苋蜂蜜汁

马齿苋 50 克，蜂蜜适量。马齿苋洗净，冷开水再浸洗 1 次，切小段，搅拌机搅烂，榨取鲜汁，加入蜂蜜调匀，隔水炖熟即可，分 2 次饮用。

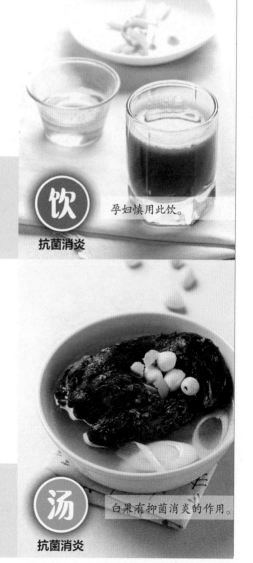

[食疗功效] 此饮有清热解毒、利湿止带、抗菌消炎的作用，能够辅助治疗细菌性阴道炎。

饮

孕妇慎用此饮。

抗菌消炎

白果乌鸡汤

乌鸡 1 只，莲子肉 30 克，糯米 15 克，白果、胡椒、葱白各适量。乌鸡去毛、去内脏，洗净；莲子肉、糯米、胡椒分别洗净。把所有材料放至炖盅内并加盖，隔水用小火炖 2~3 小时，至鸡肉熟烂，调味即可，可分 2~3 次食用。

[食疗功效] 此汤有抗菌消炎、补益脾肾、固涩止带的作用，对细菌性阴道炎有一定食疗作用。

汤

白果有抑菌消炎的作用。

抗菌消炎

产后恶露不净

恶露是女性分娩后从子宫排出的液体，有血腥味，但无臭味，一般持续4~6周，总量为250~500毫升。如超出上述时间仍有较多恶露排出，称为产后恶露不净，属于晚期产后出血。中医认为本病是因气虚，或血热，或血瘀，导致冲任不固，气血运行失常而发病。

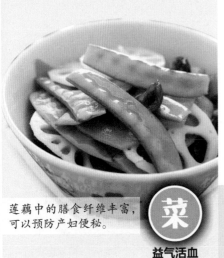

莲藕中的膳食纤维丰富，可以预防产妇便秘。

菜
益气活血

荷塘小炒

莲藕100克，胡萝卜、荷兰豆各50克，干黑木耳、盐、淀粉、油各适量。干黑木耳泡发，洗净；荷兰豆择洗干净；莲藕、胡萝卜分别洗净，去皮，切片；淀粉加水和盐调成芡汁。将所有食材焯水至断生，捞出沥干。油锅烧热，倒入断生后的食材，翻炒出香味，浇入芡汁勾芡即可。

[食疗功效] 此菜有助排恶露、除烦解渴、消瘀清热、润肠通便的作用，适用于产后恶露不净患者。

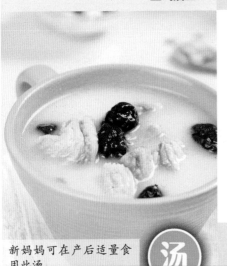

新妈妈可在产后适量食用此汤。

汤
助排恶露

大枣羊肉汤

羊肉150克，大枣、香油、姜片、盐各适量。羊肉洗净，切块，氽水备用；大枣洗净，备用。锅中倒入香油，小火加热后爆香姜片，倒入羊肉翻炒后，加适量水，用大火煮开，转小火煮1小时，再加大枣煮30分钟，加盐调味即可。

[食疗功效] 此汤有助排恶露、通乳、除寒祛湿，适用于产后恶露不净患者。

饮食调理

产后需要密切监测恶露的排出，有问题尽早发现，积极治疗。产后恶露不净患者饮食上宜清淡，应注意补充铁元素及维生素等加强营养，多进食容易消化、富含蛋白质的食物。忌食辛辣、油腻、生冷的食物。此外，如条件允许，产后应尽早适当活动及做产后康复锻炼，并保持充足的睡眠，注意保持外阴及伤口清洁，勤换内裤。

益母草红糖茶

益母草60克，红糖50克。先将益母草加水煎汤取200毫升，再加入红糖。每日1次，服后以热水袋暖腹。

[食疗功效] 益母草对产后恶露的排出有促进作用。此茶有助于排恶露、利尿消肿、恢复子宫功能，适合产后新妈妈食用。

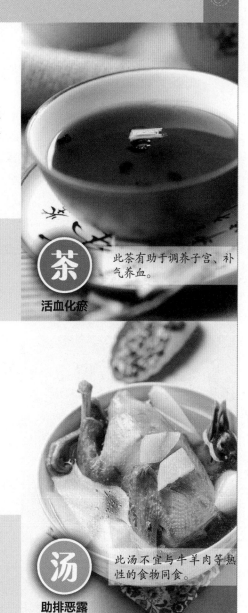

茶
活血化瘀

此茶有助于调养子宫、补气养血。

党参鸽子汤

乳鸽1只，党参2克，姜片、盐各适量。乳鸽处理干净，放入冷水锅中煮沸，撇去浮沫；党参、姜片分别洗净。将姜片和党参一起放入锅中，大火煮沸，转小火煲1小时，加盐调味即可。

[食疗功效] 乳鸽是高蛋白、低脂肪的滋补佳品，营养丰富。此汤有助排恶露、加快伤口愈合的作用，适合产后新妈妈食用。

汤
助排恶露

此汤不宜与牛羊肉等热性的食物同食。

如果新妈妈分娩3天以后，乳汁仍分泌不足或全无，乳房柔软不胀，可判断为产后缺乳。中医认为产后缺乳的产生一为化源不足，二为淤滞不行。常见分型有气血虚弱型和肝气郁滞型。该病大都可以通过饮食调节加按摩的方法来催乳。

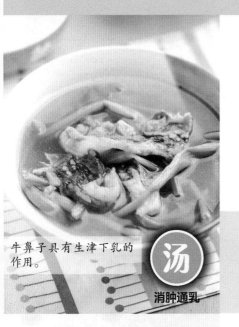

牛鼻子具有生津下乳的作用。

汤
消肿通乳

黄花菜牛鼻子汤

干黄花菜20克，牛鼻子1个，姜3片，盐、枸杞子各适量。牛鼻子汆水，刮洗干净后切片；干黄花菜泡发，去蒂洗净；枸杞子洗净。将牛鼻子片入汤锅，加姜片煮熟，再放入黄花菜、枸杞子继续煮约30分钟，煮烂后加盐调味即可。

[食疗功效] 干黄花菜是很好的催乳食材。此汤清热利尿、消肿通乳、润肠通便、抗老防衰，适合产后缺乳的新妈妈食用。

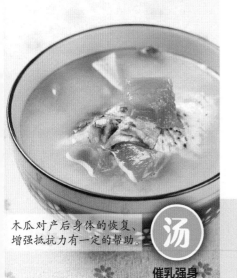

木瓜对产后身体的恢复、增强抵抗力有一定的帮助。

汤
催乳强身

木瓜鱼尾汤

木瓜半个，鱼尾1条，香油、盐各适量。鱼尾洗净备用；木瓜去皮、去子，洗净，切块备用。锅中倒入香油烧热，放入鱼尾，两面煎一下，加水用大火烧开，转小火加盖煮20分钟，再加木瓜煮10分钟后，加盐调味即可。

[食疗功效] 此汤可调理脾胃、消食催乳、舒筋活络、强壮筋骨，适合产后缺乳的新妈妈食用。

乳汁来源于水谷精微，新妈妈加强营养可以使乳汁分泌旺盛。饮食上应注意荤素搭配，除了吃鱼、肉、蛋、豆制品等蛋白质丰富的食物，还要及时补充蔬菜和水果；多喝汤水，如鲫鱼汤、花生猪蹄汤、鸡汤等。忌食生冷、辛辣、油腻的食物，以防损伤脾胃，影响乳汁分泌。另外，像大麦等回奶食物也要忌食。

鲫鱼豆腐汤

鲫鱼1条，豆腐200克，生姜、料酒、盐、葱花各适量。豆腐切块；鲫鱼去鳞、去内脏、去鳃，洗净；生姜洗净，切片。将鲫鱼和姜片放入砂锅中，加入适量水和料酒，大火煮沸转小火煲30分钟，再放入豆腐煮熟，加盐调味，撒上葱花即可。

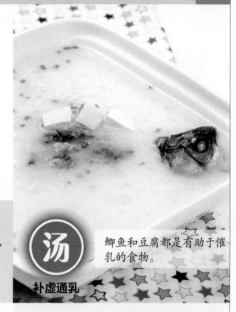

汤

鲫鱼和豆腐都是有助于催乳的食物。

补虚通乳

食疗功效 此汤可益气养血、补虚通乳、清热养阴、健脾养胃，非常适合因气虚导致缺乳的新妈妈。

王不留行炖猪蹄

猪蹄1只，王不留行10克，姜片、盐各适量。王不留行洗净，装入纱布袋；猪蹄洗净，剁成块后汆水。将纱布袋和猪蹄块一起放进锅内，加姜片和水煮至猪蹄熟烂。去掉纱布袋，加盐调味即可。

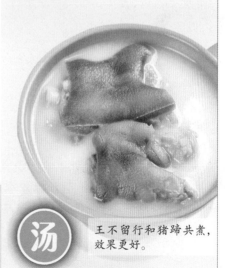

汤

王不留行和猪蹄共煮，效果更好。

催乳通经

食疗功效 王不留行和猪蹄都可以促进乳汁分泌，提高乳汁的质量。此汤有促进乳汁分泌、活血通经的作用，适合产后缺乳的新妈妈食用。

产后抑郁

产后抑郁又称为产后抑郁障碍，目前认为产后抑郁并非一种独立的疾病，而是特发于女性产后这一特殊时期的抑郁症。中医也认为产后抑郁多是本来性格有抑郁倾向，加上产时或产后失血过多；或产后忧愁思虑，过度劳倦，或既往有精神病史、难产史引起。产后抑郁的患者会出现"三低"症状，即闷闷不乐、兴趣减退、精力不足，严重者甚至出现自杀或伤婴的倾向。

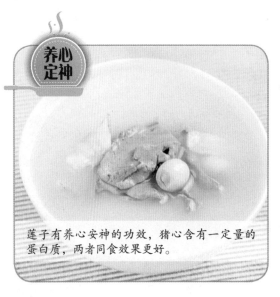

养心
定神

莲子有养心安神的功效，猪心含有一定量的蛋白质，两者同食效果更好。

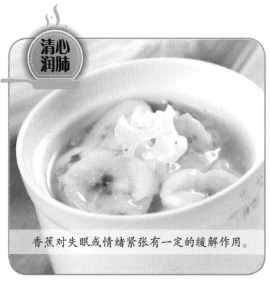

清心
润肺

香蕉对失眠或情绪紧张有一定的缓解作用。

莲子猪心汤

食疗功效
- 安神定心
- 养心补血
- 加强心肌营养

猪心100克，莲子5颗，盐适量。莲子洗净，倒入锅中，加水，加盖浸泡2小时；猪心处理干净，切片，氽水后沥干备用。将莲子煮熟后加入猪心煮熟，加盐调味即可。

香蕉百合汤

食疗功效
- 安神清心
- 养阴润肺
- 生津润肠

干银耳3克，百合50克，香蕉1根，冰糖、枸杞子各适量。干银耳泡发洗净，撕小朵，放入碗中，加适量水，入蒸锅内隔水蒸30分钟。百合洗净，剥瓣去老根；香蕉去皮切片。将蒸好的银耳、百合瓣、香蕉片、枸杞子一同放入锅中，加适量水，中火煮10分钟后，加冰糖稍煮即可。

饮食调理

产后抑郁不仅给新妈妈本人带来痛苦，也会影响到家人。其实，产后抑郁可以用食疗来预防和缓解。新妈妈可以多吃一些具有抗抑郁作用的食物，如花生、香蕉、核桃、新鲜绿色时蔬、海产品、蘑菇及动物肝脏等。

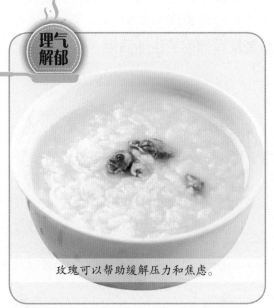

理气解郁

玫瑰可以帮助缓解压力和焦虑。

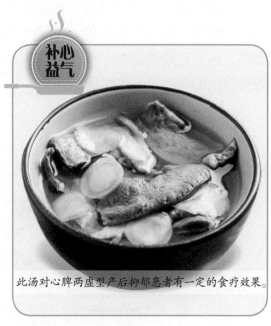

补心益气

此汤对心脾两虚型产后抑郁患者有一定的食疗效果。

玫瑰粥

食疗功效	■ 理气解郁	■ 美容养颜
	■ 镇静安抚	■ 活血散瘀

大米50克，玫瑰花10克，蜂蜜适量。玫瑰花洗净，大米淘净。锅中放入大米和适量水，大火烧沸后转小火，加入玫瑰花煮20分钟。粥熟关火，凉温后调入蜂蜜即可。

人参当归炖猪心

食疗功效	■ 益气健脾	■ 补血活血
	■ 补心强心	

党参20克，当归15克，猪心1个，盐、葱、姜、料酒各适量。猪心剖开洗净，切成片；党参、当归分别洗净。将除盐外的所有食材放入锅中，加入适量水，大火煮沸后转小火炖至猪心熟烂，最后再加适量盐调味即可。

男科常见病症

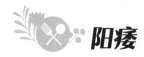

阳痿

阳痿，即勃起功能障碍，指男性不能持续获得或维持足够的阴茎勃起以完成满意的性生活。中医认为本病主要由先天禀赋不足、劳伤久病体虚、饮食不节损伤脾胃、湿热下注肝肾、七情所伤、外邪侵袭等因素导致肝、肾、心、脾受损，经脉空虚而发病。阳痿不仅影响患者及其伴侣的生活质量，也可能是心血管疾病的早期症状和危险信号。

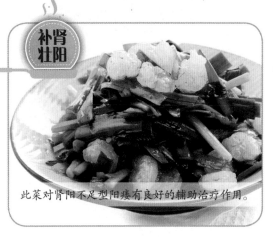

补肾
壮阳

此菜对肾阳不足型阳痿有良好的辅助治疗作用。

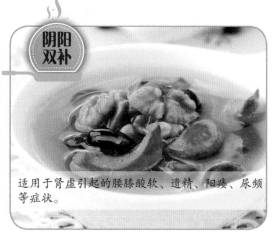

阴阳
双补

适用于肾虚引起的腰膝酸软、遗精、阳痿、尿频等症状。

韭菜炒虾仁

食疗功效
- 补肾壮阳
- 润肠通便
- 固肾益津

韭菜100克，虾仁50克，蛋清、盐、淀粉、油各适量。虾仁挑去虾线，洗净，加蛋清、盐、淀粉抓至手感黏稠，再加点油拌上劲后冷藏1.5小时。热锅烧油，将冷藏过的虾仁下锅迅速划散，颜色稍变时盛入盘中。韭菜切成小段放入锅中，快熟时加虾仁一同翻炒至熟即可。

核桃黑豆猪腰汤

食疗功效
- 补肾固精
- 强腰益气
- 滋补养颜

猪腰2个，核桃肉50克，黑豆100克，盐适量。黑豆洗净放入热锅中，用小火炒至豆衣裂开，捞出备用；核桃肉、猪腰分别用清水洗净，猪腰中间切开，去除白色筋膜。所有材料放入砂煲内，加适量清水，大火煮沸后转小火煲2小时，加盐调味即可。

阳痿患者饮食上可多吃一些含优质蛋白质的食物，如牛肉、羊肉等，因为一些动物性食物本身就含有一些性激素，能够促进性欲；要适当摄入脂肪，补充维生素和微量元素，对性功能的恢复有积极作用。此外，要避免过度劳累，保证充足睡眠，积极加强锻炼，以增强体质。吸烟、饮酒是造成阳痿的独立危险因素，因此，戒烟、戒酒是非常有必要的。

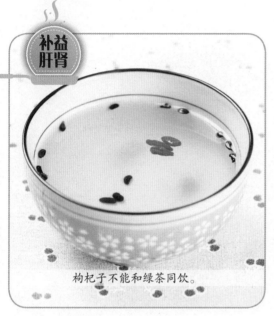

补益肝肾

枸杞子不能和绿茶同饮。

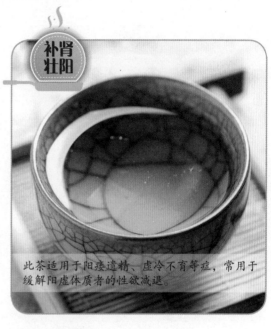

补肾壮阳

此茶适用于阳痿遗精、虚冷不育等症，常用于缓解阳虚体质者的性欲减退。

枸杞女贞茶

食疗功效　■ 补益肝肾　■ 益精明目　■ 滋阴清热

枸杞子、女贞子各适量。将枸杞子、女贞子分别洗净，一同放入茶壶中，用沸水冲泡，加盖闷15分钟，代茶饮。

淫羊藿茶

食疗功效　■ 补肾壮阳　■ 强筋健骨　■ 祛风除湿

淫羊藿、红茶各5克，枸杞子15克。将以上药材共研成粗末，用纱布包好，以沸水冲泡，闷10分钟后取出纱布袋，代茶频饮。

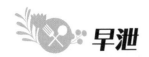

早泄

早泄，是男性性功能障碍的病症之一。一般来说，早泄是指射精发生在阴茎进入阴道之前、正当进入阴道时或进入阴道后不久。中医认为本病是青壮年手淫频繁、纵欲过度、精关失固所致。目前普遍认为精神心理因素导致的生理性早泄占多数，而器质性疾病因素只占极少数。

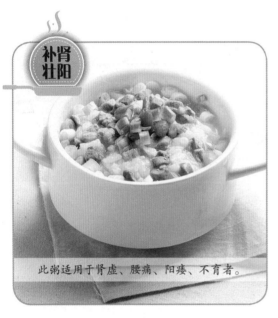

此粥适用于肾虚、腰痛、阳痿、不育者。

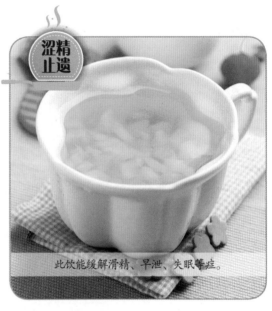

此饮能缓解滑精、早泄、失眠等症。

羊肾枸杞粥

食疗功效
- 益气壮阳
- 补肾益精
- 明目安神

羊肾1对，羊肉、大米各100克，枸杞子10克，葱花适量。将羊肾剖开去臊腺，切小块；将羊肉切片，同枸杞子、大米一同煮粥，最后撒入葱花即可。

莲子菠萝饮

食疗功效
- 涩精止遗
- 养心安神

莲子100克，菠萝1个，白糖25克。锅置火上，加清水适量，放入白糖烧开。莲子泡发洗净，入糖水锅内煮5分钟。糖水放凉，捞出莲子，将糖水入冰箱冰镇。菠萝去皮洗净，切成小丁，与莲子一同装入小碗内，浇上冰镇糖水即可。

饮食调理

早泄患者饮食上要注意补充身体所需要的营养，多食海鲜、豆制品等助阳的食物；要禁食辛辣刺激性的食物，同时戒烟戒酒。此外，平时一定要养成良好的生活习惯，多注意休息，保证充足的睡眠，尽量不要熬夜。有时间可以适当到户外参加一些体育运动。

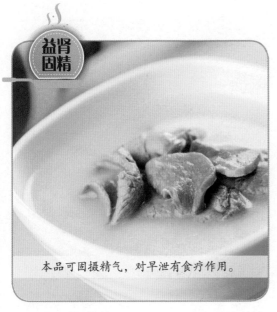

益肾固精

本品可固摄精气，对早泄有食疗作用。

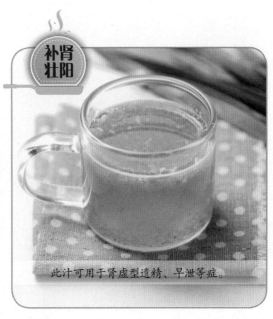

补肾壮阳

此汁可用于肾虚型遗精、早泄等症。

五子鸡杂汤

食疗功效 ■补气固表 ■滋肾益气 ■祛风解毒

鸡杂适量，益母草子、蒺藜子、覆盆子、车前子、菟丝子各10克，姜片、葱丝、盐各适量。将鸡杂洗净，切片；所有药材洗净。将所有药材放入纱布袋内，放入锅中，加水煎药汁，然后捞出纱布袋，转中火，放入鸡杂、姜片、葱丝煮至熟，加盐调味即可。

韭芹汁

食疗功效 ■补肾壮阳 ■降低血压

韭菜子8克，韭菜、芹菜各100克，苹果1个，柠檬汁适量。将苹果洗净，去皮，去核；韭菜洗净，切段；韭菜子洗净备用；芹菜洗净，摘掉叶子，切段。将以上所有材料放入榨汁机搅打成汁，滤出果蔬渣即可。

遗精

遗精是指在非性行为时精液自行泄出的一种症状，有梦遗和滑精之分。频繁过多的遗精，会给身体带来一定的伤害，如引发头晕耳鸣、精神萎靡、失眠多梦等，严重的可能导致性功能障碍、不育。中医认为本病是因为情志失调、思虑劳神太过、心生欲念不遂等导致的。

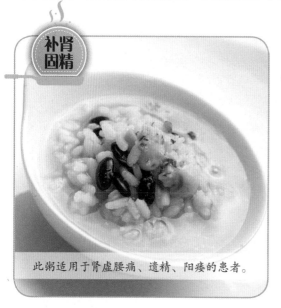

补肾固精

此粥适用于肾虚腰痛、遗精、阳痿的患者。

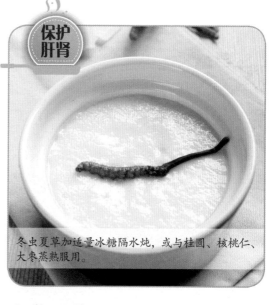

保护肝肾

冬虫夏草加适量冰糖隔水炖，或与桂圆、核桃仁、大枣蒸熟服用。

核桃补肾粥

食疗功效	■ 补肾固精	■ 润肺止咳
	■ 养心安神	■ 壮阳强身

核桃仁、大米各 30 克，黑眉豆、莲子、怀山药各 15 克，巴戟天 10 克，锁阳 6 克。所有材料清洗干净，巴戟天、锁阳先入锅煎取汁液，然后将其余材料和汁液一同放入锅中，加适量清水，大火煮沸后转小火熬煮，煮至粥黏稠即可。

虫草蛋羹

食疗功效	■ 补肾益精	■ 杀菌消毒
	■ 保护肝肾	■ 预防癌症

冬虫夏草 1 根，鸡蛋 2 个，冰糖 30 克。冰糖放入碗内，加适量水，搅拌至溶化；打入鸡蛋，搅匀蛋液。将冬虫夏草用温水洗净，放入盛有鸡蛋液的碗内，使其浮在蛋液表面，然后隔水炖熟。

遗精患者饮食宜清淡，多吃易消化、不温不燥的滋补食物，如猪瘦肉、猪肝、兔肉、鸡肉、羊肉等；多吃新鲜蔬菜，如韭菜、青菜、黄瓜、豆芽等；多吃新鲜水果，如苹果、雪梨、哈密瓜、葡萄等。少吃性寒的食物。

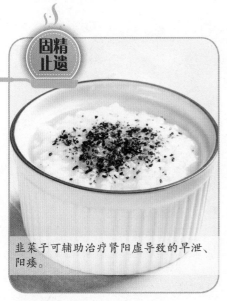

固精止遗

韭菜子可辅助治疗肾阳虚导致的早泄、阳痿。

韭菜子粥

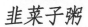

食疗功效
- 固精止遗
- 振奋阳气
- 行气活血
- 温脾暖肾

韭菜子 10 克，大米 50 克。将韭菜子用小火炒熟，与大米同入砂锅内，加入适量水，以慢火煮至米烂粥稠即可。

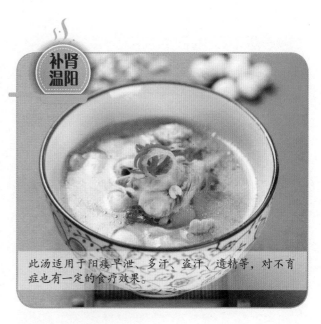

补肾温阳

此汤适用于阳痿早泄、多汗、盗汗、遗精等，对不育症也有一定的食疗效果。

莲子芡实鸭汤

食疗功效
- 补肾固精
- 温阳涩精
- 止血涩肠
- 生肌敛疮

鸭肉 600 克，龙骨、牡蛎、蒺藜子各 10 克，芡实 50 克，莲子 100 克，盐、胡萝卜丝、彩椒丝、香菜各适量。鸭肉洗净，汆烫；莲子、芡实分别冲净，沥干；将龙骨、牡蛎、蒺藜子分别洗净，放入纱布袋中，扎紧袋口。将莲子、芡实、鸭肉及纱布袋放入煮锅中，加水至没过材料，以大火煮沸，再转小火继续炖 40 分钟左右，取出纱布袋后加盐调味，撒上香菜、胡萝卜丝、彩椒丝即可。

前列腺炎

前列腺炎是常见的男科疾病之一。中医认为，其发病与湿热下注、阴虚火旺、肾阳虚衰、气滞血瘀等有密切的关系。此病一般表现为尿频、尿急，还可伴有头晕、头痛、失眠等症状。

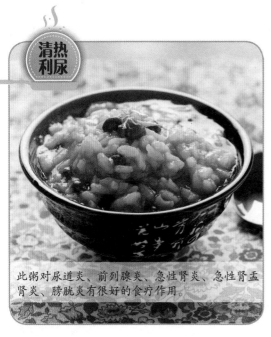

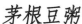

此粥对尿道炎、前列腺炎、急性肾炎、急性肾盂肾炎、膀胱炎有很好的食疗作用。

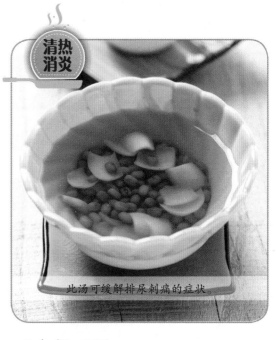

此汤可缓解排尿刺痛的症状。

茅根豆粥

食疗功效
- 清热利尿
- 凉血止血
- 健脾益胃
- 除烦止渴

白茅根适量，大米 100 克，冰糖 10 克，赤小豆适量。大米、赤小豆均泡发，洗净；白茅根洗净，切段。锅置火上，倒入清水，放入大米，以大火煮至米粒开花，然后加入白茅根、赤小豆煮至浓稠状，最后调入冰糖煮溶即可。

百合绿豆汤

食疗功效
- 利水消肿
- 消炎止痛
- 清热解毒
- 滋阴润燥

鲜百合 100 克，绿豆 250 克，冰糖适量。将绿豆洗净；百合掰开去皮。将两者一同放入砂锅内，加适量水，大火煮沸，改用小火煲至绿豆开花、百合软烂时，加入冰糖即可食用。